40歳からの
女性ホルモンを操る
53の習慣

二松まゆみ
MAYUMI FUTAMATSU

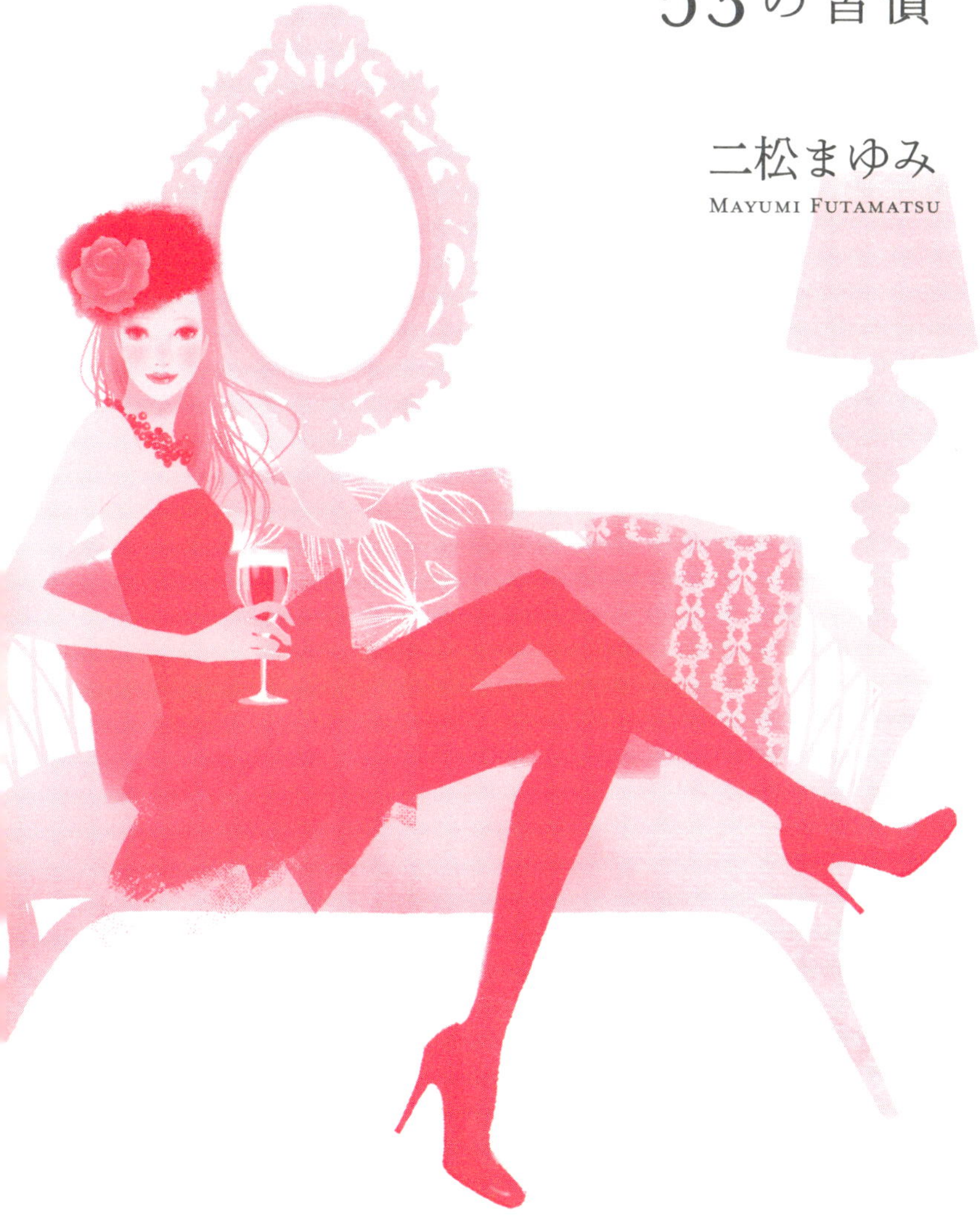

40歳からの
女性ホルモンを操る
53の習慣

MAYUMI FUTAMATSU
二松まゆみ

はじめに

最近、「オトナ思春期」という言葉が登場したのをご存じでしょうか。

更年期を迎えて心と体が変化する40～50代を「第二の思春期」ととらえて、下着メーカーのグンゼが考えたものです。40代にもなると、若い頃とは心も体も違って当たり前。「オトナ思春期」という言葉には、更年期の変化を前向きにとらえ、大人の女性として、新たな人生を歩む、そんな思いを感じます。

私は現在53歳で、まさに更年期真っただ中の世代。けれど更年期障害の症状はまったくと言っていいほどありません。パソコンワークによる腰痛はありますが……。

一方、私が主宰する「恋人・夫婦仲相談所」に相談にいらっしゃる40～50代の女性たちを見ていると、更年期の症状が一因となって、ご家庭や職場でさまざまな問題をこじらせている方が多いことに気づきました。

イライラした言動がもとで夫婦関係がギスギスしたり、家族から距離を置かれたり、恋人と別れたり。あるいは会社で「怖いお局さま」と思われて孤立したり、体の不調によって、昔のようにテキパキと家事や仕事ができなくなったことに落ち込んだり。シミやシワ、白髪が増えたり、体のスタイルが崩れたことで、自分に自信が持てなくなり、臆病になったり、老後のことが妙に気になったり。閉経を迎えて、女性でなくなったような寂しさにとらわれる人もいます。そして自己嫌悪に陥り、「私が悪いんだ」「私はもうダメだ」「この先いいことなんてない」と思い詰めてしまう人も……。

けれど、更年期に起こる問題は、じつはあなたが悪いのではありません。問題は更年期に乱れやすい女性ホルモンにあるのです。

私のように更年期になっても、以前と変わらず、もしくは若いとき以上にパワフルに過ごしている女性もいます。

この違いは何なんだろうと考えたとき、「女性ホルモンをうまく操っているかどうか」が、更年期を快適に過ごせるポイントではないかということに気づきました。

更年期の不快な症状は、おもに女性ホルモンの分泌量の減少とバランスの乱れが原因。そしてストレスを抱えている人ほど、更年期障害になりやすいといわれています。

そういえば私はストレスを感じることがあまりありません。もちろん仕事をしていると大変なこともありますが、楽しいことを考えるのが大好きなので、いつも頭の中はワクワクする企画でいっぱい。最近では、イケメン好きが高じて、「イケドク」(イケメンドクター）というコミュニティをプロデュースしてしまったくらいです。

　じつは私は街でかっこいいイケメンを見かけると3秒くらい凝視してしまい、不審な人と思われることもしばしば（笑）。でもイケメンを見るとドキッとして、胸がキュンとしませんか？　イケメンでなくても、キレイなお花や景色など、美しいものを見るのは気持ちいいですよね。

　先日、こんなイケメン事件もありました。

　横浜のおしゃれなカフェのテラス席で40代の女友達とハーブティーを飲みながらピーチクおしゃべり。もちろん私はわざと道路の通行人が見える位置に椅子を置き直したのです。すると狙いどおり、背の高い、年の頃は27歳くらいのイケメンがワンちゃんを連れて歩いてくるではありませんか！「キャン♡」と私は心の中で叫びましたよ。

　イケメンはテラスの前で犬の首輪をゆるめるためにしゃがみこみました。その姿をじっと見つめること1分。もちろんイケメンと一瞬目が合います。ああ、それだけでホルモン沸騰！　1分間のエア恋愛でしたが幸せでした。

　彼が通り過ぎてから「ねえ、イケてたよね？　今の横浜在住のセレブイケメン」と友人に話しかけると「え～っ⁉　そんな男子通った？　まったく気づかなかった。見たかったぁ……」と一言。これが彼女と私が決定的に違う点です。常にアンテナを張っておかないと「気持ちいい瞬間」はスーッと過ぎ去ります。その後「女性ホルモンを喜ばせる瞬間を見逃すなんてもったいない！」と彼女に説教した次第です。

私の周りの女性を見ていても、「気持ちいい」と感じることをたくさんしている方は、自分に満足していて、いくつになっても幸せそうで、魅力的です。小さなことでもいいので、気持ちいいと感じることが多ければ、女性ホルモンが元気になって、ホルモンバランスの乱れを最小限に抑え、更年期もラクに過ごせるのではないかと思うのです。

また、完璧主義の人よりも、ちょっとズボラだったり、「まっ、いいか」と流せる人のほうが更年期をスムーズにやり過ごしています。更年期障害に苦しまず、40代、50代を謳歌するには、考え方や生活習慣を見直して、幸せをいっぱい感じられるようになる、「女性ホルモンが喜ぶ習慣」が大切。ちょっとやっかいで、でも愛しい女性ホルモンを操ることができれば、更年期を楽しめ、女盛りを謳歌できるはずなのです。

そこで本書では、これまで1万人以上の大人女子の悩み相談をしてきた私の経験からわかったことをベースに、女性ホルモンを活性化させる心の持ち方や体の整え方、人間関係、行動、恋の方法をご紹介していきます。

40歳からの心と体のお手入れ法を毎日の生活に取り入れ、女性としての人生の後半戦をキラキラと光り輝くものにしてください。
みなさん、女性ホルモンを操ってハッピーな毎日を送りましょう！

二松まゆみ

目次

第二章　女性ホルモンは〝ゆるい〟のがお好き

第三章　自分のカラダを愛して、整えよう

第四章 女性ホルモンに赤信号！ 落ち込んだときの処方箋

第五章　ストレスは最大の敵！　人間関係でクヨクヨしない

第六章　おでかけすれば、女性ホルモンも元気に

第七章 恋は更年期の特効薬♡

第一章

40歳からの不調の原因は
女性ホルモンにあった

1 女性ホルモンは40歳から急激に低下する

40代になってから、なんだかイライラして毎日が楽しく感じられない……。それは女性ホルモンが関係している可能性が大！です。女性ホルモンを操って、更年期をラクに過ごすためには、まず悩ましい女性ホルモンについて基本的なことを知っておきましょう。

思えば女性の人生は、女性ホルモンに支配されているといっても過言ではありませんよね。女性ホルモンは、月経、妊娠、出産には欠かせませんし、毎日のお肌の状態も左右しますす。日々移り変わる女性ホルモンのバランスの崩れがイライラを引き起こしたり、メンタル面への影響だってあります。まさに「女の一生」と密接にかかわっているのが女性ホルモンなのです。

「女性医療クリニックＬＵＮＡ」グループの理事長である関口由紀先生（私と同様、元気な更年期世代！）にうかがったところ、女性ホルモンの分泌量は30歳をピークに低下し始め、40歳を過ぎると低下が著しくなるそう。これが女性ホルモンのバランスの乱れにつながり、体が適応できなくなって、更年期症状を引き起こすのです。40歳を過ぎてから、ほてる、大量に汗をかく、生理が乱れる……など、思いあたる節はありませんか？　それはすでに更年期の症状が表れているのかもしれません。

更年期とは閉経をはさんだ前後約10年間のこと（長い！）。日本人の平均閉経年齢は51歳なので、45～55歳あたりが更年期にあたります。

しかし、すべての女性が重い更年期障害になるわけではありません。

私は今、53歳で更年期真っただ中なのですが、病院に通うほどのつらい症状はまったくありません。私のように更年期を何ごともな

年齢による女性ホルモン量の変化

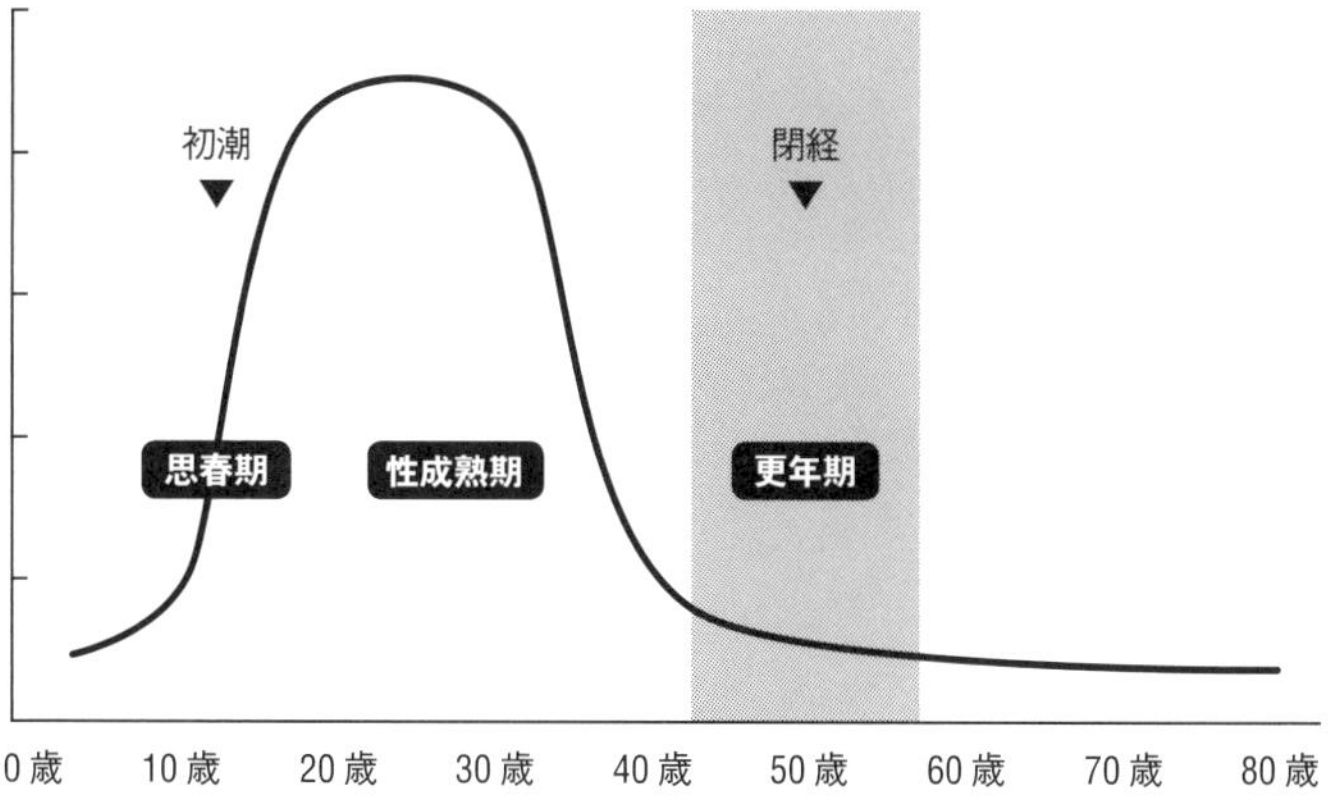

かったかのように過ごす人もいて、個人差が大きいのが更年期の症状なんですよね。更年期障害になって治療が必要な人は全体の3割程度といわれていて、環境やもともとの性格、ストレスの度合いも大きな要因になっています。う〜ん、更年期障害は、風邪とかと違って原因がわかりづらいのがやっかいですよね。

2 女性ホルモンの乱れが不調の原因に

ではここで、女性ホルモンが乱れるとなぜ体の不調が起きるのか、その仕組みを知っておくために、関口先生にわかりやすく教えていただきましょう。ちょっと専門的な言葉もありますが、更年期を迎えるにあたって、ここは大事なところなので、しっかり理解してくださいね！

女性ホルモンには、エストロゲン（卵胞ホルモン）とプロゲステロン（黄体ホルモン）の2つがあります。

エストロゲンは、女性らしさを促し、髪や肌をつややかに保ち、骨粗鬆症や動脈硬化の抑制に作用します。

一方、プロゲステロンは妊娠をサポートし、体温を高くする作用があります。ご存じの方も多いと思いますが、排卵を境にプロゲステロンの分泌が増え、エストロゲンが減るというホルモンのリズムで妊娠や月経が起こり、女性の体を調整してくれているのです。

ホルモンバランスが乱れると、月経不順、肌や髪のツヤがなくなる、自律神経が働かない、免疫機能が低下するといった弊害が表れます。

女性ホルモンは視床下部、下垂体、卵巣の順に指令が出て分泌されます。心身にストレ

女性ホルモンと月経周期

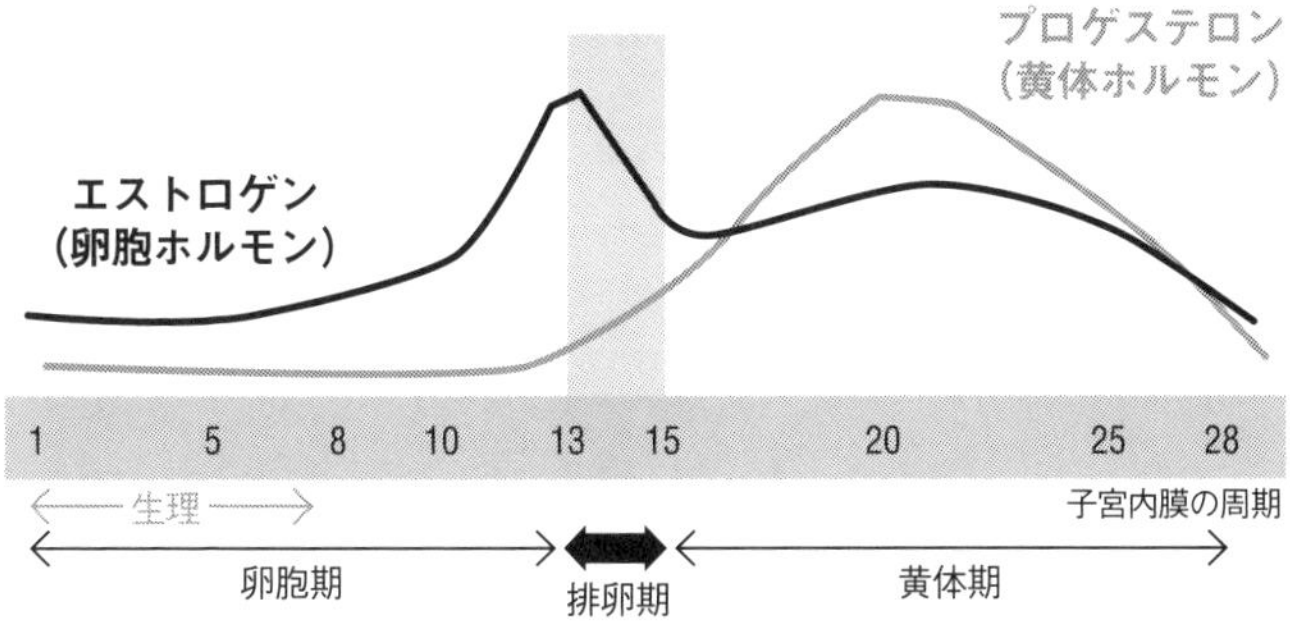

スがかかるとこの伝達がうまく機能せず、ホルモンバランスが乱れてしまうのです。

　更年期は、卵巣機能が低下して、女性ホルモンの分泌量のアップダウンが激しくなるため、このアップダウンに心と体がついていけない人は更年期障害になってしまいます。更年期が終わると、女性ホルモンは、低くても一定の値に安定するため更年期障害は改善します。

　更年期には次のような症状が多くみられます。

・顔がほてる
・汗をかきやすい
・腰や手足が冷えやすい

女性ホルモンが分泌される仕組み

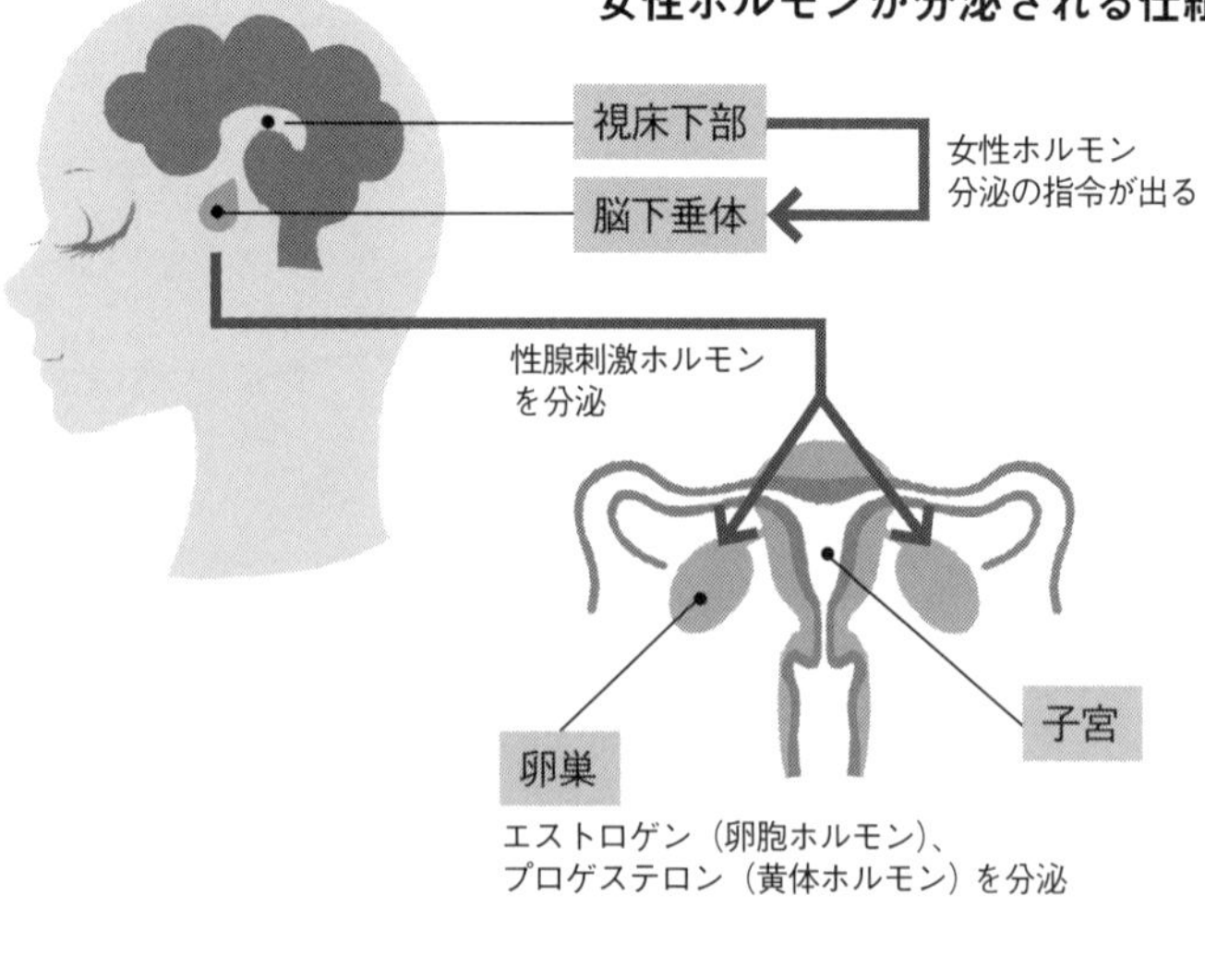

・息切れ、動悸がする
・寝つきが悪い、眠りが浅い
・イライラする
・くよくよして、憂鬱になる
・頭痛、めまい、吐き気がよくある
・疲れやすい
・肩こり、腰痛、手足の痛みがある
・月経周期が乱れる

さてみなさん、更年期の症状、あてはまるものはありましたか?

私の周りの40代の女性を見渡してみると、更年期の症状の出方は人それぞれですが、やはり几帳面でクヨクヨしてしまうタイプのほうが重い症状で悩みがちです。

というと「まじめ」な生き方を否定してしまうようですが、更年期のお年頃になったら「少々ふまじめ」になってラクに生きるといいのではと思うのです。まじめな私がどうしたら「少々ふまじめ」になれるの? と思う人もいるでしょう。そうなんです。この切り替えは難しいですが、次のようにちょっと手を抜いてみてはいかがでしょう。

たとえば家事を例にして考えると、「なんかイライラするから今夜の夕食はデパ地下の惣菜でいいよね」とか、「とくに忙しいわけではないけれど掃除は週末にやろっ」ってことで朝の掃除をサボってもいいじゃない。憂鬱ならば、年末の大掃除もお掃除業者にお願いしてみたらいかが？　お金はかかるし、自分がさぼってるみたいなどとネガティブに思うことなかれ、ラクだし、ピカピカになっていいじゃないですか！

若い頃と比べて、スタイルだけでなく、確実に体の機能は変わってきています。つらい更年期障害にならないようにするためには、自分の考え方のパターンを見直し、ラクな生き方を見つけることが大事なのです。これからは、ラクちん万歳！を心がけましょ♪

3　ヒゲが生えてくる「オス化」に要注意！

「なんだか最近、鼻の下の毛が濃くなった」と感じていたら、それはホルモンが乱れている証拠かもしれません！

2013年に放映されたドラマ『ラスト・シンデレラ』(フジテレビ系)では、篠原涼子さん扮する「おやじ女子」と三浦春馬くん扮する「年下男」との恋愛模様が描かれ、話題になりましたよね。そして三浦春馬くんの上半身ヌードを見たいがためにテレビの前に陣取るアラフォー女性が多数出現。もちろん私もドラマを観た後、興奮冷めやらず、ネットで春馬くんのヌード写真を見つけて鼻息荒くしていた熟女です!

主人公は、仕事ひと筋で、情に厚いが、彼氏いない歴10年の39歳の「おやじ女子」。ある朝、鏡を覗いて「ヒゲ」が生えていることに気づき、自分がオス化していると衝撃を受けます。ヒゲがきっかけで、「絶対、恋をしてやる!」と心に誓い、かわいくてセクシーな年下男に出会って、彼氏いない歴に終止符を打つのでした。

さて、仕事に没頭するあまり、ホルモンバランスが乱れ、男性ホルモンが優位になってヒゲが生えてくるのは、何もドラマの中だけの話ではありません。仕事でストレスにさらされることが多くなった女性は、ヒゲが生えてくることが増えているそうです。

とくに営業成績を競ったり、コンペを勝ち抜くために頑張ったりと、競争が激しい仕事をしていると、興奮状態が続き、男性ホルモンが活性化します。しかも、あまりに忙しくて、ヒゲが生えていることに気づかない人もいるとか! 背中のニキビやフェイスライン、デコルテのニキビも男性ホルモンの分泌の増加が原因といわれているのです。さあ、みなさん、今すぐ鏡でチェックしてみて！

さらに、更年期になると、女性ホルモンが減ることで男性ホルモンが優位になり、やはりヒゲが生えてきたり、腕や脚の毛が濃くなったりすることも。

そして、男性ホルモンが多くなると、頭髪は薄くなるというから困りもの。「40歳を過ぎてから、髪の量が減って、ヘアスタイルが決まらない」という人は、ホルモンの影響も大いに関係あるかもしれません。

ヒゲが生えていたり、腕や脚の毛が濃くなっているのを見つけたら、脱毛サロンに駆け込む前に「女性ホルモンが減ってきたのかも」「ストレスがたまっているのかも」と気づき、生活習慣を見直す必要があります。オンとオフをしっかり切り替え、好きなことをしたり、心と体の休養をとったりしないと、深刻な更年期障害へと突き進んでいく可能性がありますよ。

もちろん、ちゃんとヒゲやむだ毛の処理をすることも忘れず、大人の女性の身だしなみには気を配りましょう。最近、私は2回り年下の女子友にブラジリアンワックス（アンダーヘアのワックス脱毛）情報を教えてもらい、興味津々です♡

ちなみに男性ホルモンの働きが強まると、性欲も高まるそう。更年期前後の女性で、「セックスしたくてたまらない」と思う人が意外と多いのは、男性ホルモンが影響しているのかもしれません。

4 ストレスは40代からの美と体調を悪化させる

ストレスは万病のもとです！　しかし、会社で、家庭で、人間関係で……と、ストレスがまったくない生活というのは不可能に近いでしょう。ですから、ストレスがあってもためこまないようにする、発散する方法を身につけておくことが、心と体の健康のためには必要なのです。

もちろん美容にもストレスは有害で、吹き出物ができたり、化粧のノリが悪くなるなど、肌にも影響を及ぼします。ストレスが原因で過食になり、太ってしまう人もいるでしょう。どんな美女もおブスにしてしまうのが、ストレスなのです。怖いですよね……。

そして、更年期にあたる45〜55歳あたりというのは、女性の人生にプレッシャーがかかりやすい時期。親の介護が必要になったり、子どもが巣立って寂しくなったり、仕事で責任ある立場になる人も多いでしょう。若い頃から美人でちやほやされてきた人は、容貌の急な衰えに大きな焦りを感じてしまう場合もあります。

ストレスを感じることが多い人ほど、更年期障害がひどくなる傾向があるので、この時期にストレスをいかに減らして暮らすかがとても大切。女性ホルモンの低下は、肉体的な変化として受け止めるしかありませんが、ストレスの少ない生活を送れば、深刻な状態になるのを食い止めることができそうです。

まじめで完璧主義の人、人に頼るのが苦手な人、マイナス思考の人はストレスをためやすいのでとくに注意してください。自分がストレスを受けていることに気づいていない人も多いので、何がストレスになっているのかを考え、状況を変えていくことも大事です。

私は生活習慣として楽しんでいることが、じつはストレス解消になっているので、仕事が忙しくても、更年期障害にはならないのだと思います。家事の手抜き、ダラダラ日を定期的につくる、近所の銭湯に行く、ズンバダンス（ラテンのリズムで踊るエクササイズ）をする、格安餃子ナイトなどのイベント日をつくる、イケメンを積極的に見る、世代の違う女子友をつくる……などなど、仕事と家庭以外の場所でリフレッシュしているのが、更年期障害を予防しているのです！　きっと。

今後は、40代からの不調を加速させてしまうストレスをためないこと、そしてホルモンを乱れさせないことをモットーにしてください。そのためにも、40歳からは楽しいこと、うれしいこと、ワクワクすることを意識的に増やしていかなければならないのです。「意識してやる！」、そこが重要なポイントです。

5　代謝の低下でダイエットしてもやせにくくなる

「40歳を過ぎて、食生活は変わらないのに体重が増えた」「ダイエットをしてもやせない」「去年のスカートが入らない」……私の周囲からはそんな声がたくさん聞こえてきます。

では、なぜ40歳を過ぎると太りやすくなってしまうのか、ご存じですか？

じつはこれは、16ページで関口先生のお話にあった女性ホルモンのひとつ「エストロゲン」が関係しています。「エストロゲン」には脂質代謝の働きがあり、内臓に脂肪をつきにくくする作用があります。けれど、更年期になり、エストロゲンの分泌が少なくなると、この代謝力が弱って、お腹まわりに脂肪がつくようになるのです。

そういえば、スリムに見える40～50代の友人たちはそろって「お腹まわりにはすごいお肉がついてるの……」と言っています。

これまで皮下脂肪として蓄積されていた脂肪が、更年期以降は内臓脂肪となって蓄積されるため、糖尿病、高血圧、高脂血症の発症につながってしまうことも。「更年期だからしょうがない」と太っていくのをほっておくとメタボとなり、健康にも悪影響を及ぼしてしまう怖～い可能性があるのです。

さらに、年齢とともに筋肉量が減って、基礎代謝量が減っていくのも太る要因に。筋肉が減ると、運動をすると疲れやすくなり、運動しなくなって、さらに筋肉が減り、体重が増える……という悪循環に陥るわけです。

このように代謝はダウンしているのに、今までと同じ生活をしていれば、中年太りまっしぐら！　ズボラを心がけることは更年期をラクに生きるポイントですが、太って、オバサン体型になることがいいわけではありません。やはり、運動をして、食べすぎに気をつけて、カロリーを消費する生活をすることが、健康のためにも美のためにも必要です。

とはいえ、急にハードな運動をするとひざや腰を痛めてしまうのが40代。私は子どもが小学校に入った頃、エアロビクスを始めました。あまりに気持ちいいのでやりすぎて、左ひざを痛めたという苦い経験が……。気持ちよくてもやりすぎはいかん！と大反省。今は適度にズンバダンスを楽しんで、運動を続けています。

また、やせたいからといって食事を抜くのはもってのほか。過酷な食事制限はストレスとなってリバウンドする危険性も大ですし、更年期障害を悪化させてしまうこともあります。

更年期の摂取カロリーの理想は、１５００〜１８００キロカロリーとされています。私はスイーツ好きなので、一日２０００キロカロリーほどいく日もありますが、そのぶん、歩いたり、体を動かしたりで消費しているので、スリムなウエストをキープできていますよ（ここは自慢！）。20代のムスメさんたちとスパに行くと、みんなの目が私のウエストに釘付け！「なんすか、そのカービーなウエストは！　うちのママと大違いですぅ」とびっくりされます。

食べすぎた日はウォーキングを心がけたり、翌日に少し食べる量を減らしたりすれば、食べられないストレス、太るストレス、運動しなきゃいけないストレスに陥ることもありません。

食事のカロリーオーバーに気をつけ、無理なく楽しく続けられる運動をして、更年期の中年太りを避け、おしゃれを楽しめるプロポーションを維持しましょうね。

6 睡眠不足で女性ホルモンは減少する

このところ、テレビの健康番組で「眠れないあなたに」という文字が出れば私の目は釘付けです。とくに寝つきが悪いわけではないけれど、早朝パチッと目が覚めるときがあるのです。しかし外は暗い。「うわあ、とうとうおばあさんになっちゃった!?」と、その瞬間に感じるわけです。

お年寄りは早起きして、庭の掃除や盆栽いじりをされてますね。そりゃ4時半に覚醒しようものなら、庭掃除でもしなくちゃ時間がつぶせません。

「どうするの、私? 今起きて、何するの? ってか、お昼前に眠くなるでしょ、今起きたら」と寝返りを打ちながら悶々が始まる。そして新聞配達のおにいさんがパサッと新聞を入れる音を聞き、また悶々。「今、新聞読むの? いや、今起きたらあとがしんどいでしょ」と寝返り。そして7時。ああ、3時間も何してたんだ。「頭ぼーっとしてスッキリしないし」とぶつくさ言いながらバスルームへ向かうようになりました。

私は若い頃から睡眠をしっかりとるほうでしたが、このように加齢とともに早朝に目が覚めるようになり、夜中にトイレに起きることも増えました。若いときと同じ睡眠時間でも、加齢とともに眠りが浅くなるのは老化やホルモン低下のサインだそうです。

私のように早起きしてしまうケースだけでなく、忙しい毎日で睡眠不足が当たり前になっている人もいるでしょう。いずれにしても、睡眠不足が続くと自律神経が乱れ、ホルモンバランスも崩れてしまいます。

さらに睡眠不足によって、エストロゲンの分泌が低下し、太りやすくなったり、肌のハリがなくなったりという影響も。睡眠不足で起きた日の朝の顔は、むくんでいたり、くすんでいたりして、一気に老け顔になってしまった経験、ありますよね？

ただでさえ女性ホルモンが低下する40代、これ以上の低下を防ぐためにも、睡眠をしっかりとるように気をつけたいものです。

ホルモンバランスを整えて、ぐっすり眠るためには、早寝早起きの規則正しい生活が理想。そして、シャワーだけでなく、ぬるめのお風呂でゆっくり入浴すると、リラックスできて、眠りやすくなるといいます。冷え性の改善にも役立ちます。寝る前にストレッチをして体を動かすのも、固まった筋肉をほぐして、血行が促進されるので、おすすめです。

眠る1時間前からはスマートフォンやテレビ、パソコンなどの強い光を避け、目や脳を刺激しないことも、寝つきをよくするためには大切。メールチェックも眠る1時間前までに済ませておき、入眠前はリラックスして過ごしましょう。

みなさんはステキなホテルや温泉宿に行くと、家でよりも寝つきがよくぐっすり眠れると感じたことはありませんか？　なぜだろうと考えてみると、寝具がとっても気持ちいいんですよね。最近では、枕を5種類くらい置いて選べるようにしているホテルもあります。

そこで私も自宅の枕を上質なものに替えてみました。頭の向きを変えてもしっかりフィットします。枕カバーもホテルのものに近いツルツル高級感触のものに。頭を置くと、あらら、もやもやした悩みまで、吸収してくれるような感覚です。デトックス枕と名づけて、この枕を使うようになり、心なしか熟睡時間が増えたような気が。

ちなみに枕を買った理由は、友達のホームパーティで寝具用品の会社のイケメン社長さんに出会ったからです。「奥さん……、枕は大事です」と見つめられて、つい（笑）。

また、更年期障害の症状として不眠が挙げられます。不安感で寝つきが悪い、のぼせや寝汗で目が覚める、手足が冷えて眠れない……といった症状はありませんか？ 軽い不眠であればセルフケアでしのげますが、睡眠不足が長く続いて、日常生活に支障をきたすようなら、今すぐ専門医に診てもらってください。

7 イライラするとメンズが逃げていく

アラフォー女性がイライラしていると、「更年期じゃない？」と冗談めかして言われるほど、更年期＝イライラする時期、と世間では思われています。

実際に更年期の症状としてイライラはよくあること。原因はホルモンバランスの乱れによって、自律神経のコントロールがうまくいかなくなり、精神状態に影響してくるからです。イライラの度合いによっては、人間関係に大きなヒビが入ってしまう場合もあるので、注意しなければなりません。

「会社で部下に怒鳴ってしまった」「家で子どもを感情的に叱ってしまった」といった、

感情を爆発させてしまうパターンは、怒鳴られたり、叱られたりした人の心に傷を残してしまいます。また、自分自身も感情の波が収まったとき、自己嫌悪に陥ってしまうもの。家族には「更年期だからごめんね」と言って許してもらい、パートナーにも理解してもらえるとラクになれますが、会社では必ずしも理解が得られるとは限りません。いや、もしかしたら家族だってかなり我慢しているのかも……。

会社や家庭で感情が抑えきれないほどイライラする場合は、婦人科や心療内科で診てもらい、処方薬をもらったほうがいい場合もあります。イライラには漢方薬が効果的なケースも。ひとりで苦しまず、相談することで、「自分だけじゃない」と安心できるはずです。

また、イライラした感情をセーブできるようになるには、体を動かしてストレスを発散したり、楽しいことを考え、ワクワクする体験を増やしていくのがおすすめです。海や山など自然のある場所へ出かけるのも気分転換になっていいですよ。

「なんだか気分が滅入っている」と感じたとき、まさに私は郊外に脱出します。東京の都心部から1時間も電車に乗るか、車で走れば、緑たっぷりの場所に到着するのです。海なら小田原あたりから癒やしの景色が広がります。山なら御殿場では富士山が拝めるうえにアウトレットも楽しめます。湖も河口湖まで行くとカントリーな雰囲気です。『木更津キヤッツアイ』で有名になった木更津も、じつは旅館や大型スパがあって、プチ旅行できるのです。

飛行機のマイレージがたまれば、岡山の牛窓や三重の伊勢でエーゲ海気分に浸ったり、鹿児島の霧島温泉でスケールがでかすぎる体育館級の湯船につかったりもします。こんな郊外脱出で気分転換すると、イライラが湯気のように蒸発してしまうものです。

自分なりにイライラが晴れる方法を経験して、イライラと上手に付き合っていきましょう。

それに……、イライラしている女性とニコニコしている女性なら、男性は当然、ニコニコしている女性に寄っていきます！ 独身の女性はとくに、イライラはモテの大敵。さらに40歳を過ぎてイライラ顔の女性は、怖くて誰も近寄れなくなってしまいます。

駅前の交差点で周りをじっくり観察してみてください。眉を吊り上げて険しい顔つきのまさに「怖いオバハン顔」の熟年女性が、3人は目に入るでしょう。反面教師だと思って、ああならないように笑顔キープに努めましょう。

心はイライラしていても、顔は笑顔をつくってみることで、周りの対応も違ってきます。くれぐれもイライラなんかが原因で恋のチャンスを逃さないように！

8 冷えはアンチエイジングの大敵

更年期になると、大量に汗をかいたり、のぼせることが多くなり、「冷え性が治った」と思っている人もいるかもしれません。

けれど、手足は冷たいままだったり、のぼせがひくと急に冷えたりと、若いときとは違う冷え方になっているのにお気づきですか？

女性ホルモンのエストロゲンが減ると、自律神経にも影響を与え、発汗や体温の調節がうまくいかなくなります。それが、ホットフラッシュと呼ばれる、突然の発汗やのぼせといった症状となって表れるのです。私の場合、ホットフラッシュはありませんが、足先は若い頃からいつも冷えていました。

若い頃は冷え性ではなかったのに、更年期になってから急に冷えを感じるようになる人もいるでしょう。

ご存じの方も多いと思いますが、冷えは美容と健康の大敵で、老化を加速してしまいます。冷えで血液の流れが悪くなると、肌の乾燥やくすみの原因となり、むくみやすくなります。代謝が悪くなって、やせにくい体になってしまうという面も。さらに、免疫力が低下するため、風邪をひきやすくなるなど、病気への心配もあります。

冷え性の人は、これ以上、体を冷やさないことを心がけ、〝温活〟を日常的に行いましょう！　シャワーではなく湯船に毎日つかる、体を温める食材を積極的にとる、ストレッチなどで血行を促進させる、といったことを続けてみてください。

私は銭湯が大好きで、ほとんど毎日、湯船につかっているのですが、足先だけはなぜか冷たい……。これはなんとかしなければと、いろいろ試行錯誤しています。

体を温める食べ物には、しょうがやにんにく、ねぎ、根菜類、発酵食品などがあります。お酒は日本酒や赤ワインならＯＫです。しょうがの処理がこれまためんどうくさいのですが、国産ものを大量買いしたときは、必死にすりおろし、小分けにして冷凍しています。皮を剥いてすりおろす作業も「しょうがで更年期に勝つ！」と唱えながらすると、けっこう楽しくできてしまいます。

また、体を締め付けるガードルなどの下着は、見た目はよくなるかもしれませんが、血行を悪くして、冷えの原因となってしまいます。「今日は同窓会なので、キレイに見せるためにどうしても必要」などというとき以外は避けたほうがいいでしょう。

じつは私の強い味方は「腹巻き」です。最近は雑貨ショップなどでも、けっこうキュートな腹巻きを売っているところが増えているんです！　ポケットがついていたり、子猫ちゃん柄だったりして、お父さんがしていた腹巻きとは違いますから（笑）。

しかし、セックスレスへの対処策を本業とする私としては、このことは付け加えておきます。セックスレスに悩む女性は腹巻きをしたまま、夫や恋人を誘ってはいけません！男性はドンビキしてしまいます。アフターにコソッとへそ上パンツにはき替え、腹巻きをいたしましょう♪

9　更年期で認知症の危機に!?

いつもハツラツとしていた母が、認知症の初期症状を発症したのは２００８年のこと。あんなに元気だったのに……とショックを受け、さっきした会話を忘れている様子を見ていると、「もっと、ひどくなったら24時間四六時中ついていてなくちゃいけない？」「完全介護施設って高額？」というような先の見えない悩みに襲われます。毎日、ふところの悩みが頭をかすめ、今、私をいちばん不安にさせている問題なのです。

自分の親が年老いてきたという現実と更年期は、重なる人が多いもの。「自分が更年期障害で大変だから親の介護なんて無理」と、放り出すわけにはいきません。幸い私は更年期障害による日常のイライラとか不安感はありませんが、母と向き合っていると「同じ話ばかりしないでよ」「お薬ノートどこに置いたか思い出してよ」とイライラしてしまいます。いけない、女性ホルモンがかき乱される。もっとやさしく接してあげないと母も私も気分が悪いと反省することしきり。それでも、また同じことを尋ねられると「もう～～」とトホホ気分になってしまいます。

先日はこんなこともありました。

母が通帳をなくしたというので、家中を探すはめに。押し入れからお風呂の棚まで、探しても探しても見つからないので激怒したら、母がポロポロ涙を流したのです。あの気丈な母の涙を生まれてはじめて見たような気がして、昔の母とは違うんだ、病気なんだ、と思い知らされたのです。あのとき、母が私の目の前から消えていってしまうような気がしました。すでに、シャキシャキした強い母は私の目の前にいないのです。

「親孝行したいときに親はなし」といいますが、できるときに親孝行を心がけようと決めた私。母にやさしい言葉がけをしても、おいしいゴハンに連れていっても、すぐに忘れてしまうけれど、落胆せずに毎週笑顔を見せに実家に帰っています。

そういえば、閉経前後で女性ホルモンのエストロゲンが減ると記憶障害が起こりやすい、つまり認知症になりやすいといわれています。「ええ!?」とビックリされた人、そうです、つまり母親の心配だけでなく、自分の認知症の心配もしておかなければならないということなのですね。ですから、ホルモンを上手に操ることは、認知症の予防にもなるのです。物忘れが多い今日この頃。10年後、街で同級生に再会して「あら? 名前が思い出せない」とならないよう、女性ホルモンを減らさないようにしないといけませんね。

10 女性ホルモンを知って操れば更年期は怖くない

これまでのお話で、40歳からは女性ホルモンの減少とバランスの乱れによって、心と体の不調が出やすくなることは理解していただけましたよね?

そして、女性ホルモンに大きく影響を及ぼすのがストレス。このストレスをためないようにすることで、女性ホルモンの機嫌がよくなり、心身への影響が少なくなるのです。

女性ホルモンとはなんぞやということがわかったら、女性ホルモンに振り回されるのはもう終わりにして、女性ホルモンを自分で〝操る〟こと。これがいちばん大事です。女性ホルモンを減らさないよう、乱れを大きくしないよう、女性ホルモンを操ることができれば、更年期も怖くありません！

医学的に女性ホルモンを操るには、更年期障害の治療にも使われるホルモン補充療法（HRT）がありますが、生活習慣や考え方を変えることでも、女性ホルモンのコントロールはできるのです。それは、更年期の症状がない私自身が実証済み！（笑）

私の周りにも女性ホルモンを上手に操って「若いっ！」と叫びたくなるような元気なマダムたちが大勢います。

ご自宅がオール電化という50代の友人は、朝7時まで電気代が大幅割引なので、早起きして7時までに家事をすべてすませ、あとはスポーツジムや趣味のスクールに通っています。早寝早起き、毎日決まった量の運動という健康的なスタイルのせいか、体も引き締まっていて、10歳は若く見えます。病気知らずでハツラツとしている姿にこちらまで元気をもらえます。

また、40代の熟女会でときどき集まるメンバーは、おしゃれ情報やファッション情報に敏感。会話の内容が、まるで女子大生のランチかOLの給湯室状態（笑）。「私はもうオバサンだから」とあきらめず、いくつになってもおしゃれやビューティをテーマにした会話で盛り上がる感性を持つことは、イキイキした女性をつくるんですね。彼女たちは肌のお手入れもばっちり。上腕が露出されていると、私は必ず触ってしまいます。スベスベで気持ちいいんです。

そんなホルモン操り女性になるべく、次の章からは、女性ホルモンが喜ぶ具体的な行動をご紹介します。いよいよ実践編に入っていきます！

コラム　女医からのアドバイス①

更年期世代は「ズボラ」くらいがちょうどいい

関口由紀先生

PROFILE
医療法人LEADING GIRLS女性医療クリニック・LUNAグループ理事長、医学博士、女性泌尿器科専門医、漢方専門医、横浜市立大学客員教授。最新の女性泌尿器医療の実現を目指している。『「女の不調」解消BOOK』など著書多数

プレ更年期はホルモンが足りないわけではない

30代後半から45歳くらいまでの女性で、プレ更年期といわれる更年期症状が増えていますが、この年代の女性は女性ホルモンが足りなくなっているわけではありません。

誤解されている方が多いのですが、アラフォー世代のプレ更年期は、20代よりも体が老化しているのに、卵巣が出すたくさんのホルモンに耐えられないことが原因なのです。

一方、45〜55歳の更年期世代では、女性ホルモンが減ったり増えたりと不安定になります。これが更年期の不調を引き起こすのです。

50歳前後で閉経すると卵巣からの女性ホルモンの分泌はなくなりますが、副腎からの女性ホルモンの分泌は続きます。エストロゲンは閉経後、10〜20pg/mlの分泌がされていれば問題ないですが、10pg/ml以下になると肌の老化や骨粗鬆症を引き起こしたりするため、ホルモンの補充が必要になってきます。

エストロゲンの量を低下させないためには、大豆イソフラボンの摂取や、運動、セックスが効果的です。「セックスをしても女性ホルモンは増えない」という意見もありますが、セックスはホルモンの分泌にかかわる脳下垂体の刺激になるので、閉経前後以降の女性にとっては、女性ホルモンに影響していると言えるでしょう。

アンチエイジングの努力をしている人、若く見える人は、更年期でも女性ホルモン値が高い傾向にあります。更年期の日々の過ごし方が、女性ホルモンに影響を与え、見た目にも差がついてくるのです。

30代のパフォーマンスを維持しなくていい

更年期は誰でも迎えるものですが、更年期障害が起こるかどうかは、性格や考え方、ストレスの度合いなどが大きくかかわってきます。

たとえば更年期の症状で多い「ホットフラッシュ」(ほてり、のぼせ、発汗)ですが、症状が出たときに「どうしよう、困った」と深く悩む人と、「更年期だし、こんな症状もあるよね」とさらりと流せる人とでは、前者の人のほうが更年期障害が起こりやすいと言えます。ちなみに、二松さんはまさに後者ですね(笑)。

更年期は第二の思春期でもあり、家庭や仕事で壁にぶち当たったとき、「こんな生き方でよかったのかな」と思い悩む人もいます。しかし、みんなここまで頑張って生きてきたのですから、いつも自分を褒めてあげるようにしてください。

「あなたって今日もキレイね」「頑張ってるわ」と自分に声をかけましょう。年齢を重ねると人に褒めてもらう機会が減るため、自分で自分を褒める訓練をするのです。

世間体を気にしたり完璧主義の人は落ち込みやすいので、頑張りすぎず、できるだけ「なるようになるさ」という考え方を心がけるとよいでしょう。

体力的にも衰えてきて、女性ホルモンが急激に減少する40代で、家庭でも仕事でも30代のときのパフォーマンスで動くというのは難しいもの。30代では頑張って乗り切っていたことも、40代になると、ストレスによってホルモンのアップダウンの波をもろに受けてしまい、不調を感じやすくなります。30代と同じ働き方や人付き合いをしようと思わず、やろうと思ったことの7割くらいできれば上等だと考えましょう。

また、40歳を過ぎたら少しくらい「ズボラ」なほうが健康でいられます。「明日やれることは明日やる」というスタンスで、疲れすぎないことが大事なのです。

さらに、セックスを定期的に楽しんでいる人は、更年期障害になりにくいですが、相手がいなくてもエッチな気持ちを持つことが大切。ちょっとエッチな小説を読んだり、映画を観たり、ひとりエッチをするのもおすすめです。

閉経近くになると膣の潤いが減って、セックスのときに痛みが出てくる場合もあります。潤滑剤を使ったり、女性ホルモンを補充すれば、症状は軽くなるので、セックスを楽しんで更年期障害を予防するためにも、恥ずかしがらずに婦人科や女性外来で相談してみてください。

第二章

女性ホルモンは“ゆるい”のがお好き

11 人に親切にすると元気になれる

人に親切にしてもらったときって、うれしくなりますよね。道がわからないときに尋ねた人が丁寧に教えてくれたり、落とし物がちゃんと交番に届けられていて戻ってきたり、善意を感じると温か～い気持ちになれます。

じつは親切はしてもらうだけでなく、自分が人に親切にすることでも幸福感が得られるってご存じでしたか？　人に親切にすると、幸せホルモンといわれる「オキシトシン」が脳から分泌されるそうなのです。

たとえば、電車の中でお年寄りに席を譲ってお礼を言われたら、「いいことができた」と気持ちよくなりませんか？　被災地に寄付をすることで、人との絆やつながりを感じている人もたくさんいます。ベビーカーを押してお店に入ろうとしているママのために、ドアを開けてあげると、「頑張って子育てしてね」と応援したくなる気持ちになります。

情けは人のためならず、という言葉がありますが、人に親切にすることが自分を元気にしてくれるのです！

私の知り合いで、見返りを求めず、わざとらしくなく、いつも人のために親切にできるT子さんがいます。

T子さんは、家具屋さんでパートの仕事をしています。子どもが3人で、生協やママさんバレーチームにも入っているので毎日大忙し。でも、その忙しさをまったく苦にしていないのです。その象徴的なエピソードがあります。T子さんの息子さんが中学生のときのことです。息子さんのクラスメートのO君が突然母親を亡くしてショックを受け、勉強意欲がわかなくなってしまいました。T子さんはそんなO君のことを心配し、なんとしばらく自宅で預かって、専門学校を一緒に見学に行ったり、働けそうな会社を探し回ったりしていたのです。やっと働き先が見つかったときには、我が子のように一緒に喜んでいました。

それだけでなく、T子さんはいつも周りの人の幸せを考えています。おせっかいといえばそれまでですが、T子さんの幸せそうな笑顔を見ると「きっと神様はT子さんの善行を見ていて、幸せの天使を派遣してくれているのね」と本気で思えてしまうのです。「天使くんが背後で飛んでいる人は？」と聞かれたら、私はまっ先にT子さんと答えます。

「あなた、天使くんに囲まれて幸せそう」と言われるためには、親切なやさしい心を持っておくといいのです。そうすればあなたにも天使くんは現れますよ！

最近、どうも気持ちが晴れない、何をやってもうまくいかないというときは、自分から人にやさしく、親切にしてみましょう。引きこもったり、人からやさしくされるのを待っているだけでは、女性ホルモンのバランスは改善しませんし、なかなか元気を取り戻せません。人に親切にすることを心がけていれば、周りから愛されるようになり、楽しいお誘いが増えて、ワクワク感がアップ。そして、女性ホルモンも喜んでくれるはずです。

12

「2割増し掃除」でお部屋も心もピカピカに

女性ホルモンの仕業で「今日は訳もなくイライラする」と思ったときは、家族や職場で八つ当たりしてしまう前に、部屋の掃除や片づけをしてスッキリしましょう。

ここでポイントは「いつもより2割増しの掃除」です。デイリーの掃除パターンはちゃっちゃっと手際よくすませる、でよいのですが、気持ちのスッキリを目指すときは、いつもは掃除しない場所に目を向けるのがおすすめ。ふだんは気にしない掛け時計のパネルの部分を拭いたり、シーツを漂白して、ベッドパッドを日光浴させる……といった、いつもは見て見ぬふりをしているところまでやってしまうのです。

床を磨いたり、過去にためこんだ要らないものを捨てたりして、部屋がキレイになると、心の汚れも落ちて、ピカピカになった気分に。清潔な部屋を見てスッキリすれば、さっきまでのイライラもなくなって、いつもの自分に戻ることができます。そう、イライラも掃除できちゃうのです。

いつもは掃除しない場所といえば、私の自宅の裏庭がまさにそうでした。じっと見つめると草ボウボウ。でも、これを全部むしるのなんてとても無理……と放置状態に。しかし、ある日、〝2割増し〟の掃除ゴコロに火がついたのです。そして翌朝、ジャージ姿で草むしりを始めました。すると、意外とおもしろいことに気づいたのです。

農耕民族の血が騒ぎ、どんな草でも根っこから抜いてやる！という闘争本能がスパーク。そしてキレイに抜けたときの快感！　だんご虫だってかわいいものです。こうして散髪後のようにスッキリした空間を見て、憑き物が落ちたような爽快感が。これなら誰かに見られても安心です。2割増しどころか5割増しぐらいの掃除をしてしまったのですが、土とたわむれる気持ちよさに目覚め、草むしりは毎週やるようになりました。

それに、掃除をすると体を動かすので、運動不足の解消＝ダイエットにもなります。ちなみに私は、ラテン音楽をボリューム大きめに流し、踊りながら掃除をすることも。じんわり汗をかいて、ズボラな私にはぴったりの、一石二鳥の掃除ダイエットです！

そして部屋が片づくと、「探しものが見つからずイライラ」ということもなくなるでしょう。じつは先日、２割増し掃除で、山積みになっていた本や書類を動かして床を拭いていたら、半年前に部屋でなくしたお気に入りのピンクの指輪が見つかったのです！

部屋の中でその指輪を落としたのはわかっていたのですが、なかなか見つからず、いつしかその存在も忘れていました。それだけに、新しい指輪を買ってもらったようなうれしさがこみあげました。これも、２割増し掃除の効用です！

13 要らないものは感謝して捨てる

掃除や片づけで注意したいのが、家族への強制です。結婚している人は夫や子どもの持ち物を勝手に捨てることができず、「片づけたいのに片づかない」と余計イライラしてしまうこともあるでしょう。

「掃除してよ」と言うだけでは、なかなか動かない夫や子どもには、「3カ月間使わなかったら捨てます」といった猶予を設けたり、「オークションに出してみたら?」と現金化を促すなど、片づけることで得られるメリットを伝えると、やる気になってくれることもあります。ブラックボックスと名づけた大きな箱を各自に配布し、「この3カ月、一度も手にしなかったものはここへ」と言うと捨てる気にもなるようです。

私自身が掃除の最中、捨てるかどうか迷ったときは、大きめの紙袋にとりあえず入れ、ひと月後にもう一度考えて、「やっぱ使わないじゃない」と確認してから捨てます。「とりあえず袋」です。古い衣類を捨てるときは、最後のご奉公と称して、その服で床や階段をピカピカにから拭きします。汚れてしまった古い服を見て「ああ、掃除までしてくれてありがとう」、そしてポイです。

本とCDはなかなか捨てにくいので、必ずリサイクルに出します。次に読んだり聴いたりしてくれる人がいるとうれしいものですよね。家まで取りに来てくれるリサイクル屋さんもありますが、私は運動のため自転車に積み込んでお店に運びます。すると600

円とか700円とか微妙な（笑）お金をもらえます。これがやけにうれしくて「掃除した報酬だ。天からのご褒美だ」と受け取り、シュークリームとか、ふだんは買わない雑貨（カエルがついている傘とか、ひよこがついた洗面器とか、サーファー人形が乗っているティッシュボックスなど）を買って、無駄遣いしてしまうのです。

主婦は無駄遣いを仇のように思う傾向がありますが、リサイクルしたときの微妙なお金なら惜しみなく無駄遣いできるでしょう。

使わなくなったものを感謝しながら捨てて、新しいものを取り入れるスペースをつくれば、部屋も心も新陳代謝できます。

また、時間があるときに写真を整理するのもおすすめです。お気に入りデジカメ写真をプリントしてアルバムにしておくと、将来、体の動きが鈍くなってきたときに、ベッドの上で楽しめるんじゃないかと思うんです。おばあちゃんになってから、パソコンでカチャカチャ、思い出写真を見るなんて疲れる気がしませんか?

40代以上だと、若い頃の写真はデジタルでなくアナログなので、アルバムにしっかり貼って思い出アルバムを作る習慣を持っているはず。この作業はそれほど苦にならないのではないでしょうか。

老後、アルバムをゆっくりめくって昔を懐かしむ。子どもが摘んできた四つ葉のクローバー、元カレのラブレターや夫と行ったレストランのショップカード、ワインラベルなども封じ込めると、老後の楽しみが増えます。乙女心を失わないことこそ女性ホルモンキープの肝です！

14 映画や本、音楽で心の奥にタッチする

若い頃は映画を観に行ったり、小説を読んだり、お芝居やコンサートに行ったりしていたけれど、家事や子育てに時間を費やし、仕事に追われ、そんな文化活動からは遠ざかっていませんか?

スポンジのようにいろんなものを吸収していた10代の心とは打って変わり、〝感動〟することが少なくなり、考え方も頑なになりがちな40代。そんな乾いた感情を揺さぶって刺激し、潤いを与えてくれる身近なものといえば、やはり映画や本や音楽なのです。心がナーバスになりがちな更年期世代こそ、知的好奇心を満たし、非日常へと誘ってくれる文化

活動に励むべき。学びや癒やしを得るとともに、大人の女性として豊かな感情を育んでいきたいものです。

テレビドラマや海外ドラマの中にも、私たちの心をキュンキュン言わせてくれるものがあります。

第一章でも触れたドラマ『ラスト・シンデレラ』(フジテレビ系)は、39歳のおやじ女子・桜(篠原涼子)と、24歳の年下男子・広斗(三浦春馬)を中心にした大人の恋物語で話題に。なかでも三浦春馬くんの裸のベッドシーンに釘付けになった女性が続出で、回を重ねるごとに視聴率が上がっていったこともニュースになりました。

NHKの朝ドラ『カーネーション』では、戦後の時期に子育てと仕事を両立する糸子(尾野真千子)の結ばれない恋に、朝から多くの女性が涙しましたよね。

さかのぼれば、80~90年代の『金曜日の妻たちへ』『抱きしめたい』『東京ラブストーリー』『ロングバケーション』から、最近の『セカンドバージン』『最後から二番目の恋』……といったドラマまで、キュンキュンするドラマを挙げていけばキリがありません。

音楽だと、40~50代にとって、サザンオールスターズやユーミンの曲は、いくつになっても切ない気持ちにさせてくれますよね。かっこつけずに歌謡曲も聴いて、懐かしのJポップアルバムを中古で買ってみるのもおすすめです。

80年代のアイドル歌謡を聴くと、切なく甘ずっぱい気分になる40〜50代はきっとたくさんいます。テレビ全盛期ですし、誰もがヒット曲のサビは耳に入ったと思います。私は最近、中古店でチェッカーズのベストアルバムを買って、改めて聴き直しています。フミヤの甘いバラード、とりわけ「星屑のステージ」は女心に突き刺さります。中森明菜もたまりません。「少女A」「½の神話」「十戒」などツッパリ路線曲は、いまだに同世代カラオケでは盛り上がります。若い元気な頃を思い出すからでしょう。

涙であれ、笑いであれ、エロであれ（笑）、感情を揺らすことは、女性ホルモンの活性化につながります。韓流ドラマにハマっている女性は、みんな楽しそうですし、それが更年期障害の予防や軽減になっていると思うのです。

生活の中に文化活動を取り入れ、今まで気づかなかった心の奥の感情にもぜひ触れてみてください。

……ちなみに私の心をくすぐる作品を紹介しますね。みなさんの心が乾いたときに、ぜひお試しあれ！

40代女性の琴線に触れるのはコレ！

キュンとなる恋愛映画

『50歳の恋愛白書』

人生半分過ぎたら、やりたいことだけやろう。50歳を過ぎた悩める大人たちの恋と人生の物語。主演はロビン・ライト・ペン。

●この映画を観ると、「〝私なんかオバサンだから〟という自虐台詞をキスで封じ込めるようなタフな年下イケメンが周りにいないかしら……」と、思わずキョロリとあたりを見回すこと間違いなし！

『理想の彼氏』

40歳バツイチ女性が恋に落ちたのは24歳フリーター。自分でつくった「理想」を脱ぎ捨てれば、本当の幸せが見えてくる。主演はキャサリン・ゼタ＝ジョーンズ。
●流行りの「年下イケメンの彼氏が欲しい！」と思う女性のど真ん中路線です。素直になることがいちばんです。

『**恋愛適齢期**』

30歳以下の女性としか付き合わない初老のプレイボーイに、その恋人の母親である劇作家が惹かれていくロマンティック・コメディ。出演はジャック・ニコルソン、ダイアン・キートン。
●大人になっても無邪気な心を持ち続ければ素敵な恋愛ができるという王道映画。パリで再会というシーンだけでも乙女心が蘇ります。ムスメの彼氏を取ってしまうというところも「若さじゃないのよ」的な応援メッセージになります。

『**ラブソングができるまで**』

復活をかけて作曲に励む元ポップスターと、失恋で書くことをやめた作家志望の女性とのラブコメディ。80年代の懐かしネタがいっぱい。出演はヒュー・グラント、ドリュー・

バリモア。
●ラブコメを演じたら世界一のふたりが主役なだけに、それはそれは心温まる恋愛ストーリー。落ち込んでいるときや、雨が続いて気分が滅入っているときにはイチ押し。恋愛っていいなあとしみじみできます。

ドキドキ官能系映画

『ポワゾン』

19世紀のキューバを舞台に、欲望と犯罪に彩られた男女の愛の駆け引きを官能的に描き出すミステリー。出演はアンジェリーナ・ジョリー、アントニオ・バンデラス。
●バンデラスとアンジーという美男美女が織りなす怪しい世界。美男美女のベッドシーンはやはりセクシーで美しいと納得できる作品。アンジーがたいそう激しい感じ方をしますので、ベッドシーンは見習いましょう。

『サヨナライツカ』

婚約者のいる男が、謎の美女とバンコクで出会い、逢瀬を重ねて別れ、25年後に劇的な再会を果たすまでを描く。出演は中山美穂、西島秀俊。

●中山美穂が、ここまでセクシーシーンに挑戦するかと驚いたR15指定作品。恥ずかしがりながらも大胆にセックスを楽しむという性描写はアラフォー&アラフィフ女性には参考になります。若い頃のやんちゃなセックス観を捨て去るために観てみましょう。

『私の奴隷になりなさい』

性奴隷としての喜びにもだえるようになった女と、彼女に翻弄される男が行き着く先を見つめる官能映画。壇蜜主演。

●大人の女性であればSM世界は知っておいて損はありません。いえ、知っておくほうがむしろよい。性の世界の幅を広げるともちろん女性ホルモンが活性化すると思います。推測ですが、未経験の人もそちらの世界に足を踏み入れる「きっかけ」になります。

『Love Story's ～ラズベリー～』

アラサーOLが7歳年下の男を自宅に監禁し、欲望をぶつけて素をさらしていく姿を描く。女性向けAV。

●妄想が突っ走りすぎるとおかしくなりますが、これくらいぶっ飛んだ妄想をしなくちゃ、セクシースイッチがONにならない女性向けです。新人イケメンが入社してきた。彼を自分の部屋に閉じ込めて「好きにする」つまり年下いたぶり系です。「そんなことあり得ないでしょう」とツッコみたくなるような妄想を展開してこそ女性の性は目覚めます。

これぞ大人女子の小説

『シャトウルージュ』（渡辺淳一）

フランスの古いシャトウで、異国の男たちによって弄ばれる妻の裸身を覗き見る若い医師。背徳行為はふたりの運命に何をもたらすのか、「愛と性」というテーマに正面から挑んだ作品。

●「ムラムラくるような小説を教えてください」と取材されると迷わずこれをおすすめします。SM、覗き趣味に興味がある人もない人も、渡辺淳一ワールドと思えば「わたしは今、文学作品を読んで知的にジンジンジンしている」と納得しながらあちらの世界に旅ができます。

『ダブル・ファンタジー』（村山由佳）

35歳の人気脚本家の女性が男に誘われて家を飛び出し、男の嘘、夫の支配欲、抑圧されていた自らの性欲に気づく。性遍歴を重ねた先に見つけたものとは?

●小説の中に出てくる一文だけで「ウフン」となります。

「ほかの男と、した? 俺のかたちじゃなくなってる」

こんなこと言われてみたいわ、と思った瞬間、女性ホルモンはブクブク泡立っていることでしょう。

『熱タイ色恋花火』（サクラメイイサ）

年金暮らしの冬次郎は、タイに移住して第二の人生を謳歌していた。ある夜、繁華街で笑顔の素敵な女性に出会い、恋と肉欲の日々が始まった――。南の楽園を舞台に繰り広げられる愛と官能の物語。

●バンコク好きにはたまらないセクシーストーリー。身も心も沸騰するほど暑いバンコク。ガヤガヤと騒々しいタウン。肌を露出して歩く女性たちを見るとセクシースイッチがONされます。「もう枯れてしまっている」「セクシー脳なんか私にはない」と言い切る女性のみなさんは、バンコク行きのチケットを買ってこの小説を読むと、生まれ変わります。

胸キュン音楽

リッキー・マーティン

●スタンダードなエアロビクスにはそろそろ飽きたぞという頃、ラテンエアロビクスに始まり、サルサ、ズンバと踊ってみました。南の島好きには、最高に心地よいリズム。思わず腰を振り、肩甲骨を動かしたくなります。肩こり、腰痛改善にも効きそう。それ以来、執筆中もラテン音楽を流すようになりました。カリブに旅行したときに購入したカリビアンCDもスペイン語の歌詞で最高にセクシー。

B'z

●アラフォー&アラフィフの女性ならサザン、ユーミンは定番ですが、ロックななかにも切ない気持ちを歌い上げる稲葉浩志さんも青春を彩ってくれたアーティストでしょう。ロック調の曲はもちろん、元気になるだけでなく闘争心を芽生えさせてくれます。つまり男性ホルモンアップの曲が多いのです。ということは、性欲も高まります。「さまよえる蒼い弾丸」「ultra soul」「ギリギリchop」などはやる気がマンマンに満ちあふれる曲です。

松任谷由実

●じつは、バブル期に恋した相手がスキーの上手なイケメンでした。「サーフ天国、スキー天国」は定番すぎるなと思っていたら、そのときの心情にばっちりの曲「雪だより」を見つけました。冬しか会えない、憧れのイケメンに胸キュンの思いを飛ばしていました。そして後々（約20年後）のエピソードがあります。松任谷正隆さんのラジオ番組にゲストで呼ばれたのです。エンディングに、好きな曲を流してくださるのですが、迷うことなく「雪だより」をリクエスト。イントロが流れたときに、感極まって涙がホロリ。信州に住む憧れの彼を思い出しました。人生最高の思い出の曲です。

サザンオールスターズ

●初期のアルバムは、多感な青春期にかぶりますね。読者のみなさんも初期、中期の曲の頃、「人生最高の大恋愛期」を過ごされていたのでは。私は「いなせなロコモーション」を聴くと、出だしだけで、あの時代にタイムスリップします。青春時代のデートシーンが走馬灯のように巡ります。一生心に残るすごい出だしの曲なのですね。マニアックな曲を選ぶなら「来いなジャマイカ」。当時は、ジャマイカもグアムもバリも区別がつかないほど未熟者でしたが、さまざまな国を体験できた大人になってはじめて、「ジャマイカ」はカリブ海にあり、カリブでいちばんセクシーな国なのだと実感。ボブ・マーリーさんのこともはじめて勉強しました。今年、ジャマイカを訪れたとき、ずっと頭の中で「来いなジャマイカ」が流れまくり、旅行を相乗効果で楽しくさせてくれる桑田佳祐さんに「勝手に感謝」。

15

涙は女の武器、ではなく心の浄化に使う

「最近、涙を流したのはいつですか?」

こう聞かれて、みなさんはすぐに答えられますか? 大人になると、泣きたくても人前で涙を流すことに抵抗があり、感情を押し殺して、我慢している人もいるはずです。

一方で、「年をとると涙もろくなる」と言われるように、さまざまな人生経験を積んできた結果、他人への共感の思いが強くなり、よく泣くようになった人もいるでしょう。

うれしいとき、悲しいとき、悔しいとき、感動したとき、涙を流すことは恥ずかしいことではありません。

最近では「涙活」という言葉も出てくるなど、あえて悲しい映画やドラマを観て、涙を流すという交流会もあるそう。涙を流すことで、緊張やストレスに関係する交感神経から、リラックスした状態の副交感神経へとスイッチが切り替わり、ストレスが解消されて、怒り、悲しみが改善されるそうです。

みなさんも、思いっきり泣いたあと、心がスッキリして、気持ちが落ち着いた経験がありますよね？　このように涙を流すことは心を浄化してくれるので、泣きたいときは、思いっきり泣きましょう。情緒が不安定になりやすい更年期の女性にとって、涙を流すことが心の安定につながることも多いのです。週末に泣ける映画を観て、意識して泣くようにすることで、感情が解き放たれ、心がラクになります。

とはいえ、職場や公共の場所で泣いてしまうと、周りから「何があったのかしら？」と余計な心配や詮索をされてしまいます。泣くのはなるべく自宅でと決めましょう。

最近では職場で泣く若い男性が増えていると聞きます。「こんなにつらい自分をわかって」と他人に何かを訴えかけるために涙を流すパターンですね。しかし、大人の女性にはもう、この手の涙は似合いません。「涙は女の武器」として他人に対して使うのではなく、「自分の心を整える手段」として流すことが、女性ホルモンの安定につながるのです。

ただし、訳もなく悲しくなり涙が出て困るという40～50代の女性は、女性ホルモンの乱れによる更年期の症状が原因かもしれません。涙を流してもスッキリしない、憂鬱な気分が続くという人は、ホルモンの乱れが原因の「更年期うつ」の可能性もあるので、専門医に診てもらうことをおすすめします。

大人女子は自分にとって必要な涙を上手に流したいものですね！

16 笑顔は昔よりも「3割増し」を心がける

イライラして機嫌が悪いときは、眉間にシワが寄って、口はへの字になり、怖い顔になりがち。そんな顔をしていると、周りの人から距離を置かれてしまいますし、眉間のシワや口角が下がった口元が老けた印象を与えてしまいます！

イライラしているときは、一度鏡で自分の顔を見てください。自分の怖い顔に「これではまずい」と気づくことができるはずです。そして、心から笑わなくてもいいので、口角をあげて笑顔をつくってみましょう。

イライラしているときに限らず、年を重ねると表情が乏しくなってきます。これは仕方がないことです。感動体験が若い頃よりずいぶん減ってしまったと思うときはありませんか？

キレイな景色を見ても「いつか見たような風景だ」と思い、おいしいものを食べても「あの店で食べた料理のほうがおいしかった」と思い、映画館で周りの人が泣いていても「似たようなストーリー、昔観たな」としらける……。

やっぱり年をとると経験値が多くなりすぎ、ちょっとやそっとじゃ心が動かなくなるのです。

かくいう私も、そう。私はホテルが大好きで、いろいろお試しステイをしますが、かつてはいちいち感動していたのに、数を重ねていくと少々ゴージャスなホテルでも「ふむ、まあまあ」という、素っ気ない感想になってきたのです。

これではいけない！　どんなことでも、初めての体験は心がワクワクしなければホルモンは活動しない！　そこで、あえて顔の筋肉を動かして、満面の笑みを心がけるようにしました。すると、不思議。気持ちも高まってくるのです。

これだけは心に刻みこんでください。年を重ねると表情筋がこわばり、気持ちが表情に出にくい。だからこそ意識して笑いましょう。

仕事でご一緒させていただくことが多いライターのHさん（40代）は、いつお会いしても口角があがった素敵な笑顔を見せてくれます。目元はにこやかで、コロコロとよく笑うHさんのことが、私は大好きです。

笑顔は周りの人を幸せにします。だから、笑顔を心がけていると話しかけられることも増え、しらけた気分が吹き飛ぶという効果もあります。

どんなに怒っていても、テレビで素敵な俳優さんを見ると、思わず顔がにやけてしまうということはありませんか？ そんな「いつでも笑顔に戻れる存在」をふだんから見つけておくこともポイントです。ちなみに私の場合はもうおわかりだと思います。そう、イケメンを見れば即ＯＫです（笑）。

じつは笑うことで、がんやウイルスを攻撃する「ナチュラルキラー細胞」というものが活性化することがわかっています。ナチュラルキラー細胞は、体に入ってきた害のある細胞をやっつけてくれるという優れもの。笑うことでナチュラルキラー細胞が頑張ってくれると、病気を遠ざけることができ、健康でいられるんですよ。作り笑いをするだけでもナチュラルキラー細胞の活性化が見込めるそうなので、「スマイル０円」ではないですけど、笑顔を心がけないわけにはいきません！

また、笑うと脳内ホルモンのエンドルフィンが分泌され、幸福感がもたらされます。このエンドルフィンは「脳内麻薬」とも呼ばれる神経伝達物質で、鎮痛作用と快楽作用があるというからスゴイ。そして先述した女性ホルモンのひとつ、エストロゲンも笑ったときによく分泌されるのです。

顔の筋肉が動くと、顔とつながっている頭も一緒に動くので脳の活性化にもつながるそう。このように健康面でも笑うという行為は重要なのです。お笑い芸人の番組を見てバカ笑いする、かわいいペットの映像を見て頬がゆるむ、といったことでも十分なので、笑いを日常にたくさん取り入れることを意識してみてください。

ちなみに私は最近、吉本の若手芸人さんを応援するようになり、無名の芸人さんたちが漫才やコントをする渋谷のヨシモト∞ホールへライブを見にいくことが増えました。テレビとは違い、臨場感満載でお笑いを楽しむことができます。周りの人が大笑いすると、自分も笑いたくなるので不思議。

笑いの連鎖。笑顔の伝染。……大事ですよね。

もちろん、なかにはイケメン芸人もいますので、将来、大物になるよう応援するというタニマチ的な楽しみもあります。

大人になると感情を表に出すことが難しくなり、無表情で過ごす時間が長くなっている人もいるでしょう。パソコンワークが長い人など、とくに能面のようです。無表情でいると、顔の筋肉を動かさないため、筋肉が硬くなってしまい、たるみやシワの原因にもなってしまいます。肌の老化を防ぐためにも笑顔で顔の表情を変えることが大事なのです。美容、健康、良好なコミュニケーションのためにも、40歳からは若いときよりも3割増しくらいの笑顔を心がけるのがちょうどいいと思います。

同じ映画でも、同じ景色でも、同じお笑いでも、ちょっとオーバーに笑ってみるだけで、3割増しの感動や喜びが得られるもの！　ちょっとお得な気がしませんか？

毎日がつまらない……と思っても、笑顔をつくるだけで毎日を楽しくすることができるのです！　さ、笑顔、笑顔！

17

大人の女性には「まっ、いいか」力も大切

昨今、美魔女と呼ばれる女性たちが登場しました。彼女たちは水着姿もさまになるほどスタイルがよく、お肌もキレイで、とても40代には見えない若々しさで世間を驚かせています。「私とは違う人種だわ……」と思いつつも、美魔女のみなさんにだって更年期の悩みはあるはず。そんな悩みをみじんも感じさせない美しさとパワフルな生き方に憧れる人

も多いでしょう。

けれど、人は人、自分は自分です。美を磨くことが好きな人もいれば、人に奉仕することに生きがいを感じたり、趣味に没頭するのが幸せな人もいます。「同い年であんなにキレイな人がいるのに自分は……」と比べる必要などありません！

家事や仕事、子育てにも手を抜かず、身だしなみも常にキレイにできる人なんて一握りのスーパーウーマンだけ。普通の人が真似をしたら、やることが多すぎてパンクし、ホルモンバランスは悪化する一方です。

とくに心身の不調が出やすい40歳からは、自分が気になるところは頑張って、あとは「まっ、いいか」とあきらめることも肝心。そう、前向きに、あえて「あきらめる」のです。まじめな人こそ、「あきらめる」ことはよくないと思って自分を追い込みがちだと思うんです。でも、あなたは十分頑張ったはず。それでもうまくいかないことはたくさんある。そんなときに、この「まっ、いいか」はとてもいい言葉で、口に出して言ってみると、物ごとに執着することがなくなり、楽観的な気持ちになれませんか？

さらに、この「まっ、いいか」は許す力でもあります。更年期の不調が原因で、仕事でミスをしたとき、「どうして失敗してしまったんだろう……」と、いつまでもウジウジしてしまうことがあるかもしれません。けれど、更年期が原因とわかっているなら、「起こってしまったことはしょうがない。「まっ、いいか」と自分を許し、気持ちを切り替えたほうが、次の仕事はうまくいくはずです。

他人の失敗に対しても、「まっ、いいか」と寛容になることで、イライラする気持ちが抑えられます。仕事の場合は、「まっ、いいか」で済まされないこともありますが、たとえば部下のちょっとしたミスに対して寛容に対応することで、部下が萎縮しなくなり、失敗を繰り返さなくなるということもあるでしょう。

それはご家庭でも一緒。子どもの成績がなかなかあがらなくても、「健康でいてくれたら、まっ、いいか」。夫の家事スキルがイマイチでも、「家事を手伝ってくれるだけ、まっ、いいか」と思えれば、イライラして爆発することは少なくなるでしょう。

じつは私は旅行中に盗難事件に遭ったにもかかわらず、「まっ、いいか」と気分を切り替えて、旅を楽しんだ経験があります。

スペイン旅行の真っ最中に、財布から全財産の20万円を盗まれたのです。もちろん最初は落ち込み、ズーンと沈みましたが、せっかく飛行機に乗って遠いところに来たのだから楽しまなくてはもっと損になる……と思えてきて、「まっ、いいか」と上を向きました。

キャッシュがないぶん、タクシーを節約したり、格安の食堂を選んだり、スーパーで惣菜を買ってホテルで食べたりと、生きる知恵がついてきて新鮮な旅行に。大使館での苦情処理方法も覚えました。そして極めつきは、サグラダ・ファミリアを見上げて、「素晴らしい建築だわ！」と感動に胸震え「20万円はガウディに寄付だ！」と思うと、くやしい気持ちがなくなりました。「まっ、いいか」はこのように人を成長させるのであります。

解決していない問題や、今すぐ答えが出ないことに対しても、考えこまず、「まっ、いいか」と言うことで、「それはそれで置いておき、次へ進もう」という気持ちになれます。

世界にも「まっ、いいか、なんとかなるさ」という言葉が必ずあります。ケセラセラをはじめ、ドンマイドンマイ、マイペンライ、Take it easy。日本でも沖縄で使われる、なんくるないさーという言葉は有名ですよね。

自分の周りの小さな世界だけでなく、地球規模で「まっ、いいか」と思っている人が山ほどいると思えばネガティブ思考もやわらぎます。

「まっ、いいか」と言える余裕を大人の女性として持っていたいものですね。

18 たまには家事を手抜きして好きなことをする

家事を完璧にこなせる主婦の方って尊敬します。料理はすべて手作り、部屋にはゴミひとつ落ちてない……というのは主婦の鑑ですが、気力も体力も落ちてくる40代からはちょっと手を抜いてもいいのでは？　と思っています。

私はトイレ掃除は熱心にしますが、それ以外のところは毎日掃除するのなんてとてもとても。食事も疲れているときは作らずに、惣菜を買ってきます。買ってきた惣菜をそのまま出すのはさすがに味気ないので、お皿にちゃんと盛り付ければ、家族から文句を言われることもありません。

これまで完璧に家事ができていた人も、更年期になると、心身の不調によっていつものようにできなくなり、自分を責めたり、落ち込んでしまうことはよくあるんです。たとえば私のところに相談にくる人にも、「料理を作る気が起こらず、家族に申し訳ない」「掃除をしようと思うと具合が悪くなる」といったケースがあります。

でも家族が困っていたり、嫌がらなければ、主婦として何の問題もありません。むしろ、手を抜いても、元気なお母さんでいてくれるほうが、夫や子どもは喜んでくれるのではないでしょうか?

先述した「まっ、いいか」と同様に「手抜き」という言葉に抵抗がある人がいるかもしれません。でも、私が言っている「手抜き」は、自分や周囲の人を不幸にするものではなく、幸せにする「手抜き」なんです。

もちろん夫が家事を分担してくれるのがいちばんですが、日本の夫の家事参加時間は先進国の中でも最低水準……。労働時間の長さが世界でもトップクラスなのが原因ですが、夫の家事分担に大きな期待はできないでしょう。

それに今は食洗機やロボット掃除機など、勝手に洗い物や掃除をしてくれる家電も充実しています。家事に費やしてきた時間を自分の時間にあてて、習い事をしたり、好きなことをするのも、ストレスなく生活するためにはおすすめです。

仕事と家庭をうまく両立してきた女性も、40代から50代にかけては、責任ある立場と疲れやすい体に悩む時期です。ストレスをためこんで、病気になって休職という事態になりやすいのもこの世代の特徴なので、休日は仕事も家事を忘れてのんびりするなど、ご自愛くださるように。

心身の不調は「無理しちゃいけないですよ」というサインでもあります。体が教えてくれるメッセージを受け取って、やりたくないときは家事をお休みしてOK。頑張りすぎず、前向きになって家事と上手に付き合っていってください！

19 たまにはダンドリをやめてみる

旅行に出かける前は、旅行先の観光スポットやおいしいお店をガイドブックやネットでチェックし、どれもしっかり満喫できるようにスケジュールを立てる人が多いのでは？

そんなダンドリ旅をすることで、自分が見たかったもの、食べたかったものは予定どおりこなすことができるかもしれませんが、スケジュールに追われて、せわしない旅になることも多いのではないでしょうか。さらには旅行ならではの意外な発見や出会いのチャンスを失うことも……。

じつは私は事前情報ゼロで海外旅行に行ったことがあります。それもタイのチェンライという地方都市。観光地として有名なチェンマイではありません。チェンライに知人がいるという友人の誘いに乗ったのですが、どうせ行くなら何も情報を得ずに行ってみるのも面白いかもと思ったのです。

結果としてチェンライの旅は素晴らしいものでした。タイ北部に位置し、山に囲まれ、遺跡が残る町並み。ホテルの目の前には雄大なメコック川が流れ、アジアの生命力を感じて、なんともいえない感慨がありました。

一方でツアーに参加したり、ガイドブックを見て旅をすると、安全には違いありません。けれども脇道にそれる楽しみはありませんし、現地の人と触れ合う時間もなかなかとれないでしょう。旅は観光名所を見るためのものではなく、感動するために出かけるもの。ダンドリをすると、あらかじめ情報が入っているため、実際に行ってみると期待はずれということも少なくありません。ダンドリをせず、思いつくままに行動したほうが、先入観がないため予期せぬ感動に出合いやすいのです。最初から期待値が低ければ、新しい発見や出会いがあったときの喜びもひとしおだったりします。

情報がないだけに見るもの、食べるものすべてが新鮮に感じられ、感動も3割増しですよ！（私の場合はね）

年齢とともに、「ダンドリをするのが面倒だから、旅に出かけることも少なくなった」という人も多いでしょう。そんな人にこそ、思い切ってダンドリをやめて旅に出かけ、旅先でエネルギーをもらってくることをおすすめします。

旅はハードルが高いという人は、行き先を決めずに家の近所を散歩するだけでも構いません。いつもと違う道を通ることで、新しいお店を発見したり、キレイなお庭の家に癒やされたり、新鮮な気づきがあるかもしれません。

仕事ではダンドリや成果が求められるのは仕方ありませんが、プライベートもダンドリだらけだと疲れてしまうお年頃。少しダンドリをやめてみるだけで、意外とラクになれることを実感できます！

第三章

自分のカラダを愛して、整えよう

20

エクササイズで汗を流す、でも息が切れたらやめる

30代のときと食事の量は変わってないのに、40代に入ってから太った……。そんな話をよく聞きます。そして何も対策をとらないでいると、ますます体重が増加し、見事なオバサン体型に……。その結果、おしゃれな洋服が似合わなくなり、容姿への自信がなくなって気持ちが沈む一方……という負の連鎖に陥りがちなケースも少なくありません。

第一章でお話ししたように、40代からは筋肉量が低下し、脂肪が燃えにくくなって代謝がダウンするので、30代と同じように過ごしていたら太るのは当たり前なんです。さらには、筋肉量の低下によって、ひざや腰が痛くなる人も増え、美しくなるどころか、ロコモティブシンドローム（運動器の低下により要介護のリスクが高まる状態）に……という怖～い現実が待っています。さらに女性ホルモンの減少は骨密度の低下にもつながり、骨粗鬆症になる人も増えていくんです。

筋力の低下を防いで、若々しい体型を維持するためにも、エクササイズは習慣化するこ

とをおすすめします。おうちにいてもなかなかエクササイズのスイッチが入らないので、私は時間ができればジムに通って、ズンバダンスやヨガを楽しんでいます。そのおかげで30代と変わらぬ体重と体型を維持していて（バストの位置は下がりましたが・笑）、昔の洋服も難なく着ることができているのです。付け加えますと20代の頃のほうが体重は5キロ多かった！

また、ジムには、かっこいいインストラクター目当てで通っている女性も少なくありません。スポーツ万能でナイスバディ、やさしく指導してくれるインストラクターに、みんな夢中。スポーツジムやプールは堂々とイケメン観賞ができるパラダイスです♡

エクササイズをするのに動機が不純？　いえいえ、こんなふうにイケメンと触れ合えるのも楽しくエクササイズを続ける立派なモチベーションではありませんか！

さらに運動して汗をかけば、クサクサしていた気持ちも汗とともに洗い流すことができます。うつ病改善に運動をすすめる医師もいます。健康、美容、ストレス解消のためにも、ぜひ週に一度以上は運動を行いましょう。女性らしいダンス系のレッスンもおすすめで、骨盤を動かすベリーダンス、ラテンエアロ、ズンバダンスは、女性ホルモンに働きかけ、更年期障害の改善に役立つといわれています。

ただし、40歳を過ぎれば、体力の過信は禁物。若い頃にスポーツをやっていた人でも、ブランクがあれば筋力も体力も落ちているので、いきなりハードな運動にチャレンジすると、腰痛やひざ痛を誘発してしまいます。せっかくスポーツを始めても、運動の疲れがなかなかとれず、「やっぱり無理」となってしまう危険もあるのです。それでは本末転倒ですよね?

近頃まったく運動をしていない人は、ウォーキングからスタートし、息が切れたらやめる、汗をじんわりかいたらやめるくらいの〝ゆるさ〟で、強度よりも継続することを重視してください。私自身もひざが弱いのでジョギングはせず、その代わりによく歩くようにしています。

自宅で腹筋や腕立て伏せをするのでも、毎日50回とか無理な目標は立てず、「今日は28回でやめとく」なんていう、「やりきらない」ことが継続のコツなり! 7割方やれば十分なんです。だって若くはないんですもの。

そうやって、自分のやり方とペースで理想的な引き締まったボディを手に入れて、見た目が変われば、自信が出てきて、女盛りを楽しむ余裕が生まれるかもしれませんよ。私がその代表例です!

21

好きな香りを味方につけて心身のバランスを整える

みなさんは自分の好きな香りを知っていますか? 好きな香りを嗅ぐと心地いい気分になり、リラックスできますよね。

ちなみに私が好きな香りはローズ。ローズの香りの入浴剤でお風呂に入る時間はまさに至福のとき。この香りを嗅ぐと安心でき、イヤなことがあっても忘れてしまいます。眠りにつくときはオレンジなど柑橘系を部屋にひと吹きします。私は好きが高じてアロマ検定一級の資格を取ったくらいです。夫婦の寝室事情をレクチャーするにおいても寝室の香りは大切ですからね。

不安定な気持ちになりがちな40代からは、このように好きな香りを味方につけて、不調を乗り切ることもおすすめです。

アロマテラピー、入浴剤、お香、香水……何でも構いません。自分の好みや、そのときの心の状態に合わせて使い分けるといいでしょう。香りは脳にダイレクトに作用し、心を鎮めてくれたり、官能的な気分にさせてくれたりといった効果があるのです。

とくにアロマテラピーで使用するエッセンシャルオイルの香りは、脳の視床下部に届き、女性ホルモンの分泌を促す下垂体にも影響するそう。この視床下部は、自律神経のバランスを整えるという働きもあると、まあ、いいことずくめ！

さらにエッセンシャルオイルでマッサージすれば、オイルが皮膚から毛細血管に吸収され、体液を通して全身の組織に働きかけてくれます。

ホルモンバランスを整えたり、ストレスを軽減するのに、エッセンシャルオイルはとても有効なので、第二の思春期真っただ中のみなさんには欠かせない香り療法です。

アロマテラピーに使われるエッセンシャルオイルで更年期障害に効果があるといわれているのを左ページから紹介します。エッセンシャルオイルを数滴お風呂に入れるアロマバスや、キャリアオイルにブレンドして下腹をアロママッサージするのもおすすめ。

ちなみに、官能の香り「イランイラン」「パチュリ」は、セックスレスカップルにも効果があるかもしれません。

実際に嗅いでみて、直感で好きだと思った香りが自分が求めているものといわれています。香りの力をぜひ活用してください。

更年期障害の改善におすすめのエッセンシャルオイル

クラリセージ

心を前向きにしてくれるので、落ち込んでいるときにおすすめ。女性ホルモンのエストロゲンのような作用をもたらす成分も含まれています。

イランイラン

リラックス作用があり、イライラした気持ちを鎮め、ホットフラッシュにも効果的。官能的な気持ちも呼び起こします。

パチュリ

不安な気持ちが落ち着き、前向きになれる作用があります。官能を誘う香りとして知られるので、カップルは寝室で使うのもいいでしょう。

ネロリ

抗うつ作用があり、リラックスできて、不眠の人にもおすすめです。肌の弾力を取り戻す、アンチエイジング効果も。

ゼラニウム

ホルモンバランスを整え、不安な気持ちをやわらげてくれます。むくみの改善にも有効です。

ローズ

ストレスをやわらげ、幸せな気分に。ほてりも抑えてくれます。肌のアンチエイジングにもおすすめ。

ジャスミン

精神を安定させ、ストレスをやわらげます。ホルモンのバランスを整え、官能的な気分を刺激します。

サイプレス

鎮静作用があり、イライラした気持ちを抑えてくれます。リンパの流れをよくし、むくみを防ぎます。汗を抑える作用も。

ローマンカモミール

気分の落ち込みを改善し、心を落ち着かせてくれるので、不眠にも効果があります。ほてりも緩和してくれます。

22 鍼やお灸、ツボ押しでプチメンテナンスする

私は月に2度ほど鍼灸院に通っています。パソコンワークによる腰痛を治すことが目的なのですが、更年期になると足首と股関節まわりが硬くなって、腰に負担がかかるそうなんです。いろいろ試してみたものの症状が改善せず、それで私が通っている鍼灸院の先生

にすすめられて、鼠蹊部に鍼を打つことにしたんです。デリケートなところだけに最初は勇気が要りましたが、これがとても効いて、打った後は足首がゆるくなって動きやすくなり、股関節もラクに開くから驚き！ この鼠蹊部への鍼は、感じやすい体もつくってくれるので、セクシー面でもアンチエイジング効果は抜群です。妊娠しやすくなるので、不妊治療でこの鍼灸院を訪れる女性も数多いのです。

東洋医学では、ツボを刺激することで血液の流れをよくし、老廃物を排出してホルモンや自律神経のバランスを調整したり、体の不調なところを改善したりします。ツボを刺激するだけでホルモンバランスが整い、体が元気になるなら、更年期世代はやらないわけにはいきません。

鍼灸院まではなかなか通えないという人は、自宅でテレビを見ながらツボを押したり、市販のお灸を使ってツボを刺激するのもおすすめです。お灸は体が温まり、冷えの防止にもなります。

プチメンテナンスをこまめに続けることで、更年期の症状を撃退しましょう。

更年期に効くツボ

ツボを押すときは、イタ気持ちいいくらいの強さで5秒くらい5回押しましょう。

三陰交（さんいんこう）

内くるぶしの出っ張りから指4本上で、すねの骨の後ろ側。血の巡りや水の巡りがよくなり、冷えを防止します。

血海（けっかい）

ひざのお皿の上の内側から指3本上。血の巡りがよくなり、ホルモンバランスを整えてくれます。

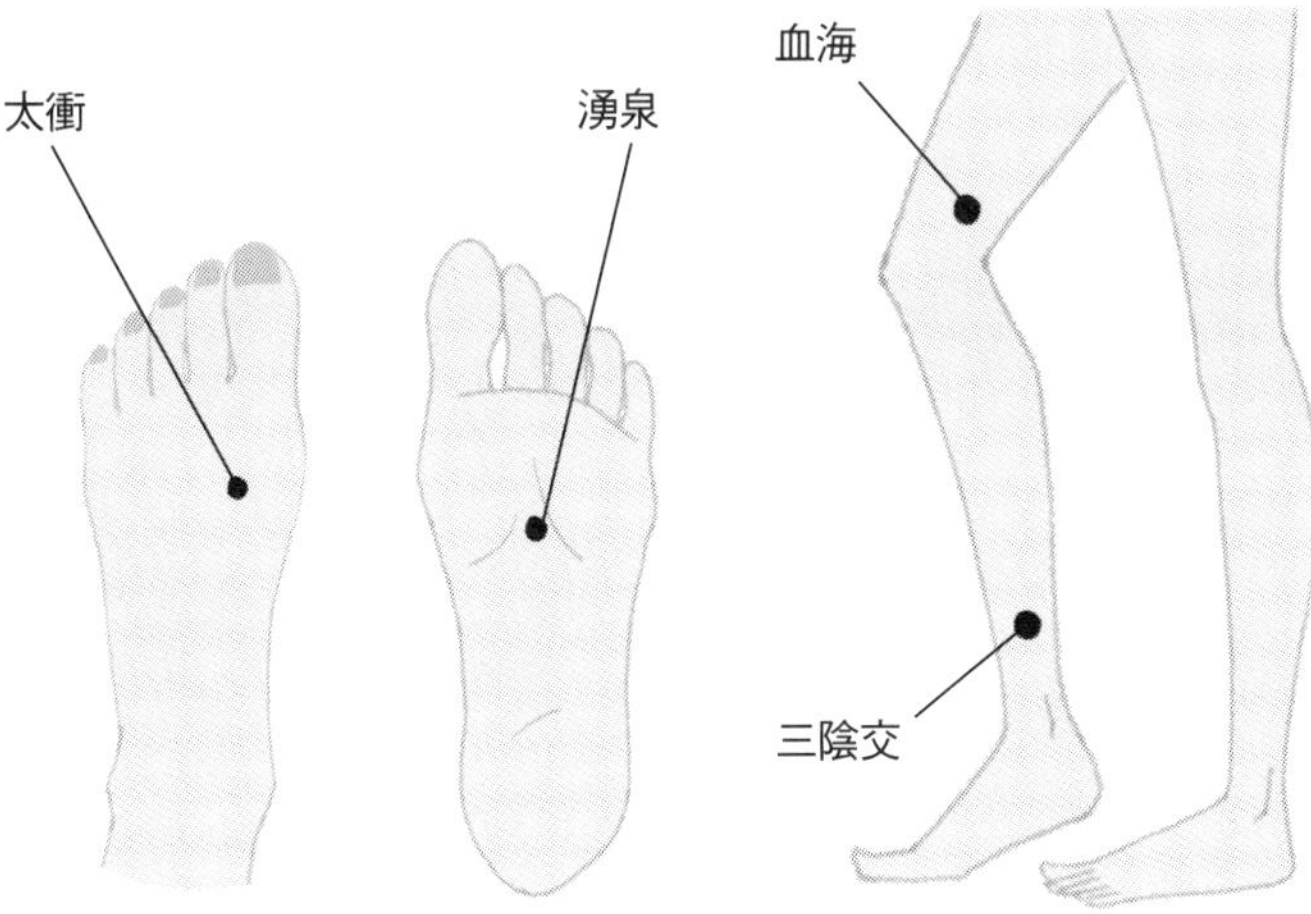

湧泉（ゆうせん）

足裏の中央より少し上で、指を内側に曲げたときにへこむ部分。のぼせを防止し、食欲を抑えてくれます。

太衝（たいしょう）

足の親指と人さし指の骨の分かれ目。気分を落ち着かせ、疲れを回復。目の疲れにもおすすめです。

23 女性ホルモンの源、たんぱく質を摂る

私は自他ともに認める、正真正銘の肉食女子！

……あ、ここで言う「肉食」は本当の意味での肉食です。お肉が大好きで牛丼屋さんにひとりで入ることとも。年齢とともに食事に気をつけなければいけないのはわかっていますが、あまり気を使いすぎると疲れちゃってストレスになります。そこで偏った食事ではな

く、なるべくいろんな食材をまんべんなく食べる、というくらいのゆるさの食生活を心がけているのですが、今のところ至って健康に過ごせています。

お肉は食べすぎると腸内環境が悪化するのでよくないのですが、赤身の部分を適度に食べるなら、良質のたんぱく質を摂るのによい食材です。たんぱく質は女性ホルモンのアップに必要ですし、アンチエイジングの強い味方！　そういえば、長寿の方の食生活を特集しているテレビなどを観ると、お肉を食べている人が多いですよね。お肉に含まれる環境ホルモンが心配な人は、安心できる産地で飼育された、脂肪分の少ない赤身のお肉を選んで食べるとよいでしょう。

女性ホルモンのアップに必要な良質のたんぱく質は大豆製品からも摂れます。とくに大豆に含まれるイソフラボンは、エストロゲンとよく似た働きをして、更年期の不快症状を緩和してくれるのです。だから私は、豆乳や豆腐、納豆などを積極的に食べています！　最近は、新聞記事で「大豆粉」なるものを発見し、さっそく注文しました。大豆は料理するのは面倒ですが、粉なら飲み物に混ぜたりして使いやすく、ズボラな私にはぴったりです。一方で、日本の食品安全委員会は、大豆イソフラボンの一日あたりの摂取目安量の上限値を70～75ミリグラム、特定保健食品を利用して食品に上乗せする場合は上限値30ミリグラムと定めています。エストロゲンを過剰に摂取すると、ホルモンバランスが乱れたり、子宮内膜が分厚くなりすぎる、乳がん発症リスクを高めるといった危険があるため、サプリメントなどの過剰摂取は要注意です。

ナッツやかぼちゃに多く含まれるビタミンEはホルモンバランスを整えてくれるので、これらも意識して摂るといいですね。食物繊維、ビタミン、ミネラルを含む海藻類も女性ホルモンの活性化におすすめです。たんぱく質の分解・合成に必要なビタミン、ミネラルも一緒に摂るようにしたいので、野菜類もしっかり食べましょう。

エストロゲンが減少すると骨量も低下して、骨粗鬆症の心配も出てきます。牛乳やチーズ、干しエビなどでカルシウムを摂取することも忘れずに。

そして女性のみなさんには残念なお話も……。糖分を摂りすぎると、血糖値が急上昇してすぐに下がり、この変動がイライラを引き起こします。大好きなスイーツを食べてストレス発散！　のはずが、食べすぎると逆効果になってしまうんです！　イライラと肥満防止のためにも摂取量はできるだけ少なめに（涙）。

とはいえ、何ごとも「～しすぎ」は禁物。お肉も野菜もデザートも適度に食べて、ホルモンを整えましょう！

24

シワやシミ、垂れたおっぱいも愛してあげる

雑誌『美ST』（光文社）は、「美魔女」と呼ばれる35歳以上の才色兼備なエイジレスビューティな女性を紹介する雑誌で、さまざまな美容法が紹介されています。

そこに登場する女性たちは確かに若々しく、キレイなお肌とプロポーションのよさには目を見張るものがあります。

高価な美容液を使ったり、必死に運動したり、食事を制限したり、ときには美容外科のお世話になったりして、美を磨くのが悪いことだとは思いません。しかし、お財布にも体にも「トゥーマッチ」はよくありません。老いを敵にしてしまうと、この先、死ぬまで闘い続けなければならず、とてもしんどい人生が待っています。

それよりも、「老いている自分も好き」と思ってみてはどうでしょうか。

ちょっとたるんだ二の腕や垂れてきたおっぱいって、意外と色っぽいものですよ。そんな熟した体が好きな男性だってたくさんいます。パートナーが、今の自分の体を好きと言

ってくれるのがいちばんいいのですが、思っていたとしてもなかなか言ってくれないのが日本の男性。それならば自分で体を見て、

「垂れててもかわいいおっぱい」

「40年眺めてきた愛らしいおへそ」

「まだまだすべすべの太もも」

と声に出して言って、ボディを愛してあげましょう。

年相応にシワやシミがあっても、素敵なかっこいい女性はいっぱいいます。シワやシミの量でその人の評価が変わるなんてことはありません。私は自分のシミにA子チャン、B子チャンと名前をつけています。「B子ちゃん、薄くなってきたわね、そろそろ消えてよー」とか。体の老化とも上手に楽しく付き合っていきたいものです。

進化した美容技術で若返ることができたとしても、20代の肌や体型をずっとキープするなんてことは無理。とくに若い頃から美人でちやほやされてきた人は、自分の老化を認めることができず、40歳を過ぎて、アンチエイジングに必死になり、心がギスギスしてしまうことも。でも、大らかな気持ちで老いた自分も愛せる女性のほうが魅力的だと思いませんか？

もちろん、まったく何もお手入れしなくていいというわけではありません。美しくなるために、最低限のこと、できることはしたほうがいいと思いますが、老いを否定して若さだけを追い求めるのは息苦しい。心身の不調を感じやすい40～50代女性こそ、自分を愛し、自分の体も愛してあげることが、ホルモンを安定させるのではないかと思います。

25 飲み会の参加は1次会まで

「二松さんは、いつもアクティブですね」とずーっと言われておりますが、イヤイヤイヤ。40歳を過ぎた頃から体力はガックリ弱くなりました（だからここまでお話ししたような生活を続けているのですけどね）。

じつは一日のうちで「おお。今日の私はアクティブだ」と感じる時間がどんどん少なくなっているのです。30代までは日中は子育てや仕事に奔走していました。まさに今より3倍はハッスルハッスルで全力疾走していました。「多少無理がきく」「一晩寝れば元どおり」という表現がドンピシャ。しかし、年齢を重ねるにつれ、だるい、やる気がないという時間帯がどんどん増えて……。今やアクティブに活動している時間帯は30代の頃の3分の1といっても過言ではありません。

とくに夜、外でお食事会、ビール飲み会などしようものなら翌日の午前中は元気レベルは3%くらいしかないので朝の予定を入れないようにしています。もちろん夜のお出かけが2日続くと3日目は確実に寝込むので、絶対に連続で夜の予定は入れません。頭の中では「アクティブに過ごしたい」と思っていても体は「休め」と訴えている。そして体の悲鳴に気づかず、もしくはちゃんと聞かなかったら、さらに体はダメージを受けることに……。これが加齢というものなのでしょう。

ですから、夜のお付き合いは多いですが、1次会で切り上げることがほとんど。人と一緒にお話ししながら食事をするのは好きですが、遅くまでだらだらと飲まないことで、健康がキープできているのかもしれません。

私は飲むといってもアルコールは最初の一杯のみ。あとはお水かお茶しかとりません。

みなさんも40歳を過ぎたら、飲み会で無理は禁物です。飲みすぎた次の日は、若い頃と違って顔と体に疲労がしっかり表れ、リカバリーが大変です。若い頃のように、2次会、3次会と深夜までお付き合いするのは控えて、基本的には1次会で切り上げるのが、更年期世代の健康管理法です。
40代になると「遊びは3割引き」くらいがちょうどいいのです。

また、お酒のカロリーは侮れませんし、深夜におつまみとお酒をとり続けていると、ダイエットにもよくないのは言うまでもありません。

寝不足が続くと、女性ホルモンのバランスが乱れ、更年期の不調が悪化してしまう恐れがあります。毎日元気に働くためにも、夜のお付き合いはほどほどにして、しっかり睡眠をとってください。

また、楽しいお酒はストレス発散になりますが、更年期の不調を紛らわすために酒量が増えるのは問題です。更年期にアルコール依存症になる人も多いそう。さらには、妻がキッチンドランカーになって夫婦仲が冷えたという相談も多々ありますので、お酒好きの人は注意してくださいね。

26

40歳からはマイ眼科を持つ

肩こり、腰痛、ひざ痛……と40歳を過ぎると、体の老化を感じることが多々あります。イヤですけど、体は正直ですよね？　さらにこの年代からは、がんになるリスクも高まっていくので、年に一度、健康診断やがん検診を受けるのは必須と言えるでしょう。

ほかにも更年期になると、生理不順になったり、動悸がしたり、さまざまな症状が表れますが、じつはそこに深刻な病気が隠れていることも……。「更年期だからしょうがない」とほっておくと、そうした病気が悪化して、取り返しがつかなくなることもあるのです。不正出血が子宮筋腫や子宮内膜症、子宮がんによる場合もあるので、気になる症状があればすぐに病院に行きましょう。

また憂鬱感がひどいときは、うつ病も考えられるので、こちらも専門医に診てもらうことをおすすめします。

そして、更年期世代から顕著となるのが目の違和感です。女性ホルモンが低下すると、目が乾きやすくなり、ドライアイになってしまうことも。さらに、加齢による老眼でピントが合わなくなってきます。視野が狭くなる緑内障も40歳を過ぎると増えていきます。今までよりも見えづらくなったり、目の疲れを感じたときは、すぐに眼科に行きましょう。

40代の人は「老眼鏡なんてまだまだ先」と思っているかもしれませんが、老眼の初期段階で眼鏡をつくると、その進行を遅らせることができるそうです。最近ではおしゃれな老眼鏡も多く、ファッションアイテムのひとつにもなります。

また、近頃はブルーライトを抑えるPCメガネが話題になっています。パソコンやスマホを見る時間が年々増加している現代人は、昔の人と違って目が疲れやすくなっているからでしょう。実際、そう感じませんか？　仕事は基本的にパソコンでという人は、PC眼鏡をかけたほうがいいですね。

目を酷使していると、目の周りのクマやシワにもつながり、美容面でもマイナスです。ブルーベリーなど目にいいとされるサプリメントを活用するのもいいでしょう。

婦人科は20代からお世話になっている人が多いと思います。そして、40歳からはマイ眼科を持つことが必要です。ちなみに私のマイ眼科医は、伊豆に診療所を開いているので温泉に入るついでに目の検診という「プチ旅行検診」をしています（こんなふうに旅行と検診を組み合わせるのもポイント。検診を楽しみにすることができれば、毎年忘れることもなくなります）。

視力が弱まってきたら、私の大好きなイケメン観賞もできなくなる……それは絶対イヤ！　だからこそみなさんにもアドバイスしたいのです。

目の状態や視力は、老いとともに年々変わってくるので、定期的に眼科に検診に行くようにしましょうね。そして日々の不安を少しでもやわらいでいくようにしましょう。

27
外見を変えることがいい気分転換に

憂鬱な気分になったとき、手っとり早く気分転換するには、メイクやヘアスタイルを変えることです。40代ともなると、メイクもヘアスタイルも自分のスタイルが出来上がっている人が多いと思いますが、昔のままのスタイルが今でも似合っているかは疑問。それにいちいち変えるのが億劫になっている人もいると思いますが、それはもったいない！

メイクにも流行があるので、古くさいメイクになっていないか、コスメ雑誌などでときどきチェックし、新しい化粧品を買うときは、美容部員の方にアドバイスしてもらうといいですよ。ちょっと変身して、新しい自分に出会えるかもしれません！

また、シワやシミをカバーするために、厚化粧になってしまうと余計に老けた印象を与えてしまうので、ナチュラルさを忘れないでください。

肌もくすむので、チークをさして明るく見せるのは必須。気分がのらないからとノーメイクのままでいると、余計に疲れて見え、その顔を自分で見ると気分がますます憂鬱になります。

キレイな色のネイルを塗るのもおすすめ。パソコンを打つときや家事をするときに、爪が輝いているのを見ると、自然と気分が上がります。職業的に手元のネイルが難しい人は、ペディキュアで遊んでみるのもいいでしょう。

ヘアスタイルも思い切って短くするなど、イメージチェンジをすることで気持ちがガラリと変わります。

加齢とともに白髪が目立ち、髪が薄くなってくるので、ロングヘアを維持するのは難しくなってくる年代。髪のボリュームを上げるならショート〜ミディアムヘアのほうがアレンジしやすいので、美容師さんに相談してみてください。私は頭のてっぺんだけ逆毛ブラッシングしなさいと教えられました。

髪を切りたくないという人にはウィッグもおすすめです。ちょっとしたパーティのときにも、セットせずに被るだけでキレイなヘアスタイルをつくれます。ウィッグなら思い切ったイメチェンも気軽に行えるので、ショップに行って、いろいろ被って遊んでみるのも楽しいです。

外見を変えるというと、若作りに走る人がいます。でも年齢に合ったおしゃれがいちばん自分をキレイに見せてくれるもの。スリムな体型で、10代の女性が着るような洋服もすんなり着れてしまう40代もいますが、顔の老け具合とファッションのギャップに「イタい人」と思われることも……。また黒い服は顔がくすんで見えがちなので、更年期世代こそキレイな色の服で華やかさを装いましょう。

私自身は、年を重ねて首まわりが貧相になってきました。小ジワも増え、鶏みたいな首……。イヤだ、イヤだ。魔法使いのおばあさんだ。

ということでスカーフをよく使うようになりました。防寒にもなります。逆に、ウエストと脚は太くなっていないので、そちらに視線がいくような組み合わせを意識しています。欠点に目がいかないよう長所を目立たせる方法ですね。ウエストが引き締まったワンピースやひざ上丈のスカートでおしゃれを楽しんでいます。スカートは大柄のお花模様やストライプなどけっこう派手です。地味にまとめると老けて見えるので、これくらいでちょうどいいのです。

そして、外見を変えることのもうひとつのメリットは、夫や恋人、会社の同僚男性などの視線を集めることができること！　いきなりモテちゃうかもしれません♡

周りから「感じが変わったね」「キレイになったね」と言われるようになれば、イメージチェンジは大成功。いくつになってもおしゃれ改革を忘れずにいることも、更年期障害を吹っとばすポイントです！

コラム　女医からのアドバイス②

食事、運動、漢方で更年期障害を予防しよう

関口由紀先生

「腎気」を補う食事と週2〜3回の運動を

更年期障害の予防には、日々の食事や運動が効果的です。

まず食事ですが、漢方では「腎気」を補う食材を食べるのが更年期世代の女性にはいいと考えられています。

「腎気」とは、ホルモンや泌尿器・生殖器・免疫系の機能を指します。「腎気」が働いていないと老化が進み、更年期障害が起こりやすくなるので、次に挙げるような食材をバランスよく、意識して食べ、「補腎」するといいでしょう。

補腎作用のある食材

●野菜〜山芋、キャベツ、しいたけ、きくらげ、にら、ソラマメ、セロリ
●果実〜くるみ、胡麻、黒豆、栗、ギンナン、クコの実
●たんぱく質〜肉類（羊、牛、鳥、豚、鹿）、ドジョウ、すっぽん、うなぎ、なまこ、あわび、いか、えび
●その他〜シナモン、山椒、自然塩、海藻

また、40歳を過ぎると、筋肉量の低下が進み、骨盤底筋群が弱くなります。その結果、尿もれを起こしやすくなるので、骨盤底筋を鍛えるトレーニングをすることも大切です。

さらに、運動することで成長ホルモンや男性ホルモンが分泌されるため、更年期障害や老化の予防にもなるのです。足腰の衰えが始まる年代なので、若々しい体をキープするために、運動をしていない人でも、40歳を過ぎたら運動をするようにしてください。日々の歩行＋週2〜3回、心拍数を上げる1時間程度の運動がおすすめです。

骨盤底筋群を鍛えるトレーニング法（一日3〜5セット行う）

①姿勢を正して立つ。手はお腹とお尻に置く。
②体に余計な力を入れず、お腹とお尻を動かさないようにして肛門と膣をキュッと締める。締めたりゆるめたりを2〜3回繰り返す。
③肛門と膣をギューッと締め、ゆっくりとゆるめるを2〜3回繰り返す。
④肛門と骨盤を締めながら、骨盤底筋を体の中に引きこむようなイメージで、ゆっくり持ち上げ、ゆっくりゆるめるを2〜3回繰り返す。

漢方は予算を決めることが大事

　更年期は血の巡りが悪くなるため、血の巡りがよくなる漢方薬をのむと元気になれます。漢方医や婦人科で処方してもらったり、市販のものを購入したりして、予防の意味でも40代からのんでも構いませんが、以下のルールで自分に合ったものを探すといいでしょう。

1　毎月の予算を決める

漢方薬の価格はさまざまなので、予算の上限を決めておかないと長くのみ続けることができません。

2　まずは一瓶のんでみる

漢方はすぐに効き目が出るわけではなく、効果はゆるやかなので、すぐにやめず、まずは一瓶のんでみましょう。

3　いい体調変化がなければ別のものに替える

一瓶のんでみて、とくに体調の変化がなければ、別のものに替えて、自分に合ったものを見つけましょう。

体質・症状別のおすすめ漢方薬

●めまい、肩こり、動悸、冷え性、顔色が悪い……といった症状
　→当帰芍薬散（とうきしゃくやくさん）
●イライラ、不眠、肩こり、冷え性、あちこちが不調……といった症状
　→加味逍遥散（かみしょうようさん）
●のぼせ、頭痛、肩こり、腰痛、下腹部が張る、足が冷える……といった症状
　→桂枝茯苓丸（けいしぶくりょうがん）

　更年期障害の治療には、漢方よりも即効性があるホルモン補充療法もあります。しかし、副作用があるため、誰でもいつでもできるというわけではありません。つらい症状がある方はまず婦人科を受診し、相談してみてください。

　更年期障害になる人は、ストレスをためている場合が多いですが、医師に話をすることでストレスに気づくというケースもあります。更年期の不調を気軽に話せる医師や友人、先輩などがいると、心はかなりラクになるでしょう。

第四章

女性ホルモンに赤信号！
落ち込んだときの処方箋

28

これまでの人生で褒められてうれしかったことを思い出す

不安や心配などネガティブな感情に支配され、自信をなくしてしまっているとき。「まっ、いいか」という気分になどなれないとき。

ありますよ、あります。私にだってそんなときが（たまには）あるんです。どうやっても元気が出ないとき、私はこれまでの人生で褒められてうれしかったことを思い出すことにしています。

「そんな気力もない」と、心を閉ざさないでくださいね。失敗体験ではなく、成功体験を思い出すことで、肯定的な気持ちになり、自信がわいてくるので、だまされたと思ってやってみてください。

まずは、小さい頃にさかのぼって、そこから褒められてうれしかったことを書き出してください。10個以上は思い出してみましょう。

〈例〉
「運動会の徒競走で一番になりお父さんに褒められた」
「美術の時間に先生から絵がうまいと褒められた」
「仕事が丁寧だと上司に評価された」
「いつも気が利くねと友人に言われる」
「持ち物のセンスがいいと店員さんに褒められた」
「家族に料理がおいしいと喜ばれた」
「くびれがすごいとよく言われる」

私は太古の昔……、小学4年生のとき、図工の時間に紙粘土で作った靴の形の貯金箱が「すっごくきれい」と先生に褒められて金のリボンを飾ってもらったことや、「大人になったら新幹線で海を越えて隣の外国に行ってみたい」という夢の絵を描いたときに「新幹線で海を越えるという発想が無邪気で新しいわね」と母に褒められたことを今でも鮮明に思い出します。

すると、それに付随して褒められ体験と幼い頃の思い出がグルグルと頭の中を回り始めます。そうしているうちに、自信がなく、落ち込んでいる現状をいつしか忘れているのです。最近はフェイスブックで小学校時代のクラスメートが登場し「昔からイケメン好きだったよねー」「作文うまかったよねー」など思い出を鮮やかに色付けしてくれますから、ありがたいものです。

どうでしょう、書き出してみると、自分のいいところ、得意なところが見えてきませんか？　自分の強みがわかると、ネガティブモードから抜け出すきっかけになります。

また、これからの毎日で褒められたとき、その内容を手帳に書いておくのもおすすめです。落ち込んだときに見返すと、元気がわいてきて、回復が早くなるはず！

さらに、褒められたことを心から喜んで口に出すと、褒められた部分が強固になります。絶対に！　たとえば、私は『ニッポン男子の下半身が危機的なことに気づいたワタシ』という本を出しているのですが、このタイトルを考えて、担当編集者に「すごくいい！」と褒められたときなんか、とてもうれしくて、20人以上の知人に自慢しちゃいました。褒められたことで、自信をもって自慢して周りのみんなにもその喜びの気持ちを祝福してもらいましょう。

いくつになっても、褒めてもらったら、誰でもうれしくて、幸福な気持ちになれるもの。

40歳からは、周りの人と積極的に褒め合って、幸せの種をまき合い、女性ホルモンをみんなで活性化させましょう。

29 3日以内にできそうなことを書き出してみる

周りをみていると、女性ホルモンを操れていない人は、自分への満足度が低い傾向にあるように思います。前項でお話しした自分を褒められない女性は、何かと高い目標を設定しがちで、なかなか満足感を得られないのです。たとえば、太っていないのにやせたがる人、いつも完璧な家事を目指している人、夫が冷たいのは自分のせいだと思っている人など……。満足度を高めて、自分に自信をつけるには、小さな目標を達成していくことからやってみましょう。

それには、3日以内にできそうなことと、1週間以内にできそうなことを書いて、それを実行してみるのがおすすめ。書く内容はできそうにないことではなく、軽くクリアできそうなことや、ちょっと頑張ればできることにしてください。

3日以内にできそうなことは、身の回りの整頓やお顔パックのスキンケアなど。

1週間以内にできそうなことは、粗大ゴミの仕分け、気合いが入った運動などがいいでしょう。

以下、私が実際に書き出して実行したことを例としてご紹介しますね。

①3日以内にできそうなこと、やりたいことを書く

〈例〉

部屋を掃除する

布団干しをする

パソコンのバックアップ、ファイル整理

お肌をパックする……etc.

②1週間以内にできそうなこと、やりたいことを書く

〈例〉

冷蔵庫の中を整理する

玄関を掃除する
読まなくなった本を古本屋へ持参
親に近況報告の電話をする
30分ウォーキングする……etc.

これを見て、「な〜んだ、それぐらいのことなら今日できる」と思った方もいるでしょう。でも、頭の中で思っていても、なかなか実行はしないもの。

じつは、書き出すということが重要で、文字として入ってくると、やらねばならない使命感が出てくるのです。

小さな目標でもちゃんとできれば達成感があり、自分への満足度が高まっていきます。そうなれば、3か月以内にできそうなこと、1年以内にできそうなことといった、もっと先の目標も立てて、前向きに頑張れるようになるでしょう。

書いたけれどできなかったことはもちろんあります。でも、気にしない！ そのメモを破り捨て新しい紙に書けば、リカバリー完了です。

小さな目標は、あくまで小さくていいのです。ハードルが高いミッションを設定すると達成できなかったときに落ち込みます。やれそうなことをゆる～く決めるイメージでいいのです。そして、いっぱい自分に満足しましょう！

30 ストイックになりすぎず、自分を甘やかすことを許す

ここまでお話ししてきたように、まじめな人、頑張りすぎる人、人に頼るのが苦手な人、手抜きができない人は、ストレスがたまりやすく、更年期障害が出やすいといわれています。

40代からはストイックになりすぎず、自分を甘やかすことを許してあげるのが、女性ホルモンを安定させるひとつの方法なのです。……私のように!!

この年代の女性は、両親の介護、子どもの受験や就職に結婚、もしかして夫のリストラ危機といったライフイベントに直面し、自分のことに時間をかけている暇がなくなりがちです。さらに心身の不調が重なれば、ストレスがマックスになってしまうのは目に見えています。そんな「甘えてなんかいられない」状況にいるからこそ、意識して自分を甘やか

すことをしないと、10年にわたる更年期の荒波に負けてしまいます。

私には女性社長仲間がたくさんいます。経営者はここぞというときに踏ん張らないと大きな仕事ができないことは重々承知しています。

しかし、腹痛が続いているのに、病院へ行く時間を惜しんで痛み止めをのんで頑張っていた友人は、手術するほどのひどい状態になっていました。

咳が2週間も続いていた別の友人は、「ただのぜんそくだ」と自己診断して残業をやめませんでした。でもある日、呼吸ができなくなって、救急車を呼ぶほど悪化させてしまったのです。

ふたりとも、「自分がいないと仕事が回らない」と思い込むタイプ。責任感が強すぎると、知らないうちに体に無理がたまります。無理できるのは30代まで。40過ぎたら体を甘やかせてあげましょう。「40年もよく頑張りました」とねぎらうべきです。

仕事に限らず、「他人に甘えるのが苦手」という女性は、だったら自分で自分を甘やかしてあげればいいんです。忙しい人は、週に一日でも半日でもいいので「今日はお休みする」と決めて、家事はやらず、自分の好きなことだけをするといいでしょう。映画を観たり、買い物をしたり、ネイルサロンに行ったり、カフェでお茶したり、自分を甘やかすことがよい息抜きになって、明日への活力につながります。

　私は長年これを実行しています。休むと決めた日は、本当に何もしない。グラスの洗い残しを見つけたとしてもあえて放置。だって「休む！」と決めたのですから。かつてオーストラリアで出会ったグダグダしているコアラに「これだ！」と思った私。休むときは、そんなコアラを思い出し、「今日はコアラになるんだ」とイメージングしています。すると、翌朝は本当に活力が戻ってきています。やる気が補充された気持ちになっているから不思議です。ちなみに、私は風邪のひき始めにもコアラになります。そうすると寝込むことがありません。

　パートナーや子どもにも「たまにはいいでしょ？」と言って、理解してもらいましょう。共働きの家庭なら、ときには家事をプロに任せてもいいと思います。それで、疲れを軽減でき、仕事と家庭を両立しやすくなるなら、プロにお金をかけることは安いものではないでしょうか。

　エアコンの掃除や水まわりの掃除は、時間をかけて自分でやってもピカピカになりませんし、かえってやり残し感が目立ったりするもの。でも、プロに頼むとピカピカです。ね？　たまにはいいじゃないですか！

キャリア女性なら責任ある立場で、休みなく仕事している場合も多いでしょう。しかし更年期の時期は仕事を安請け合いせず、セーブすることを心がけるほうがよいのです。みなさん、もっともっと自分を甘やかして、甘え上手になりましょう！

31 悩みはためこまずに、うまく吐き出す

私は悩みがあるときは、周りの人に吐き出しまくりです。ひとりにだけ吐き出すと、相手が負担を感じ、シンドイと思うので（笑）、複数の人に分散して「どうしよう」「どう思う？」と尋ねながら悩みを吐き出すのです。

そんなとき、私はアドバイスを望むというより、聞いてほしい、共感してほしいので、つい周りの友達をお茶やゴハンに誘ってしまいます。いい迷惑かもしれませんが、それでスッキリして、悩みが解決したときには、「乗り越えたよ、ありがとう」と言って、またお茶＆ケーキに誘うので、喜んでもらえます。

人に悩みを話すときに私が心がけているのは、あまり湿っぽくならないよう相談するこ

と、そうすれば相手も引かずに受けて止めてくれるものです。

40代、50代は悩み多き年頃です。体がだんだんいうことを利かなくなり、ホルモンバランスの影響で精神的にも不安定。夫や子どもとの関係、親の介護、再就職、独身の人は恋愛や結婚、仕事……と問題は山積だったりします。そんなつらい気持ちを誰にも話せずにためこむと、更年期障害が悪化し、〝更年期うつ〟になってしまうことも……。

プライドが高く、自分の弱みを見せられない人はとくに注意が必要です。悩みはためこまず、小出しに吐き出して、いつも心を軽い状態にしておくようにしましょう。

じつはつい先日、私が主宰する「恋人・夫婦仲相談所」に、まさに「プライドが高く、他者に弱みを見せたくないタイプ」の40代の奥さまが来られました。

自分は家事も、育児も家計管理も完璧。それなのに夫はだらしない、常識ある行動をとらない、マナーがなっていないと夫の非をまくしたてます。「ゴハンのあとに爪楊枝でチッチとする」「高級レストランでも平気で自分が先に入ってレディファーストを知らない」など細かいことこのうえない。結婚して7年が経ち、夫婦生活に対する細かい不満が積もり積もってどうしていいかわからなくなったのです。

夫のことを嫌いなのかといえば「とても愛している」という。でもプライドが高いからそれを言葉に出せずに、いちいち注意せずにグッと抑えてきたそうです。そのせいか、奥さまの表情はまさに乏しく、近寄りがたくてきつい雰囲気が漂っていました。

友人に相談することもまったくなく、「恋人・夫婦仲相談所」を訪れてきたのです。つまり、夫婦生活のことでは初めての他者への相談。意を決して家庭の恥部を吐露し、夫のだらしなさを言葉にしたら、スーッとしたと言います。

私からのアドバイスはもちろん「強がらずに、つらいとき、怒ったときは夫に伝えなくちゃ。たまには家事も手抜きでいいじゃない。サボれ！」です。ひとりで優等生で生きてゆくなんてムリムリ。相談し終えたとき、彼女の顔からは険しさが消え、おだやかになっていました。「相談がなくてもまたお茶飲みに来たいです」という言葉に、人に胸の内を話すことは清涼剤の一種なのだと改めて感じました。

ただし、繰り返しになりますが、友人に相談する場合は、相手の負担にならないようにするのが鉄則です。毎晩電話をしたり、泣きわめいたりといったことはやってはダメ！お茶を飲んだり、食事をしながら、話の流れのなかで悩みを打ち明けるとよいでしょう。そして、自分の話ばかりをするのではなく、相手の話もちゃんと聞くことを忘れずに。〝同世代なんだしお互いさま〟を心がけて。

私の知り合いに、悩みがあるときは友人をウォーキングに誘い、歩きながら愚痴を吐き出すという人もいます。面と向かって話をするよりは軽やかに会話ができますし、聞くほうも歩きながらなので、会話が負担にはなりません。運動不足の解消にもなり、汗とともに愚痴も流すのはいい方法ですよね。

また、友人にも話しづらい内容ならば、インターネットを利用するという手も。悩み相談のサイトはたくさんあります。「恋人・夫婦仲相談所」もそうです。検索すると、同じような悩みを抱えている人の多いことがわかります。その回答を見ることで、自分のことに置き換えたりして納得できて、悩みが解決することがあるかもしれません。悩みを書き込んで、意見を求めてみることで、スッキリすることもあるでしょう。

更年期うつなどの深刻な症状に陥らないためにも、悩みやつらい気持ちはためこまないように心がけてください！

32

20代の頃の「3割引き」の働き方を目指す

現在、更年期にあたる40~50代の女性は、ちょうどバブルを謳歌した世代。大学時代は女子大生ブームでチヤホヤされ、アッシーくんに車で送ってもらい、メッシーくんに食事を奢ってもらい、ミツグくんにブランドもののプレゼントをもらうという女性がたくさんいました。会社に入ってからも、ボディコンを着て夜はディスコに繰り出し、遊びを満喫。そして結婚相手の条件は三高（高収入、高学歴、高身長）という贅沢さです。

そんな時代に青春時代を謳歌したバブル世代は、今の若い人よりもエネルギッシュで上昇志向が強い傾向にあります。

気持ちは昔のままで、朝早くから夜遅くまで仕事を頑張っている40~50代女性も多いですが、体は確実に20代のときよりも劣化しています。ふだんから疲れやすくなっていて、徹夜なんかした日には、1週間は疲れが抜けないはず。40歳を過ぎたら、加齢による体の変化を受け止め、更年期世代は20代の頃の3割引きくらいを心がけて働くのがちょうどいいのではないかと思います。

じつは、更年期世代の女性が企業で多数働いているという時代は、まだ始まったばかり。東京都東村山市のように「更年期障害休暇」を導入した自治体や、更年期女性の体の変化と働き方について男性社員を啓蒙している大企業もありますが、まだまだごく一部です。一般的には、更年期女性が不調と闘いながら働いていることは理解されていないといってよいでしょう。

私は、いろんな仕事をしているので、周りから「忙しそうですね」とよく言われますが、徹夜、夜更かしをすることはありません。夜遅くに仕事をしても頭が働かないので、午前中に執筆し、午後は取材を受けたり打ち合わせにあてます。明るい時間に集中して仕事をし、夜はまったく仕事をしないのです。118ページでも言いましたが、夜はズボラなコアラになっています（笑）。

無理しながら働いて体調を悪化させないためにも、この時期は全力で働いたりせず、3割引きの働き方くらいで乗り切り、仕事を続けていってほしいと思います。女性ホルモンの安定には、何ごとも頑張りすぎず「3割引き」というのがポイントのひとつです！

33

「嫌い」を「好きかも」に変えてみる

嫌いな人を好きになるのはよほどのことがない限り難しいです。でも、今まで読んだことがないジャンルの本を読んだり、避けてきた筋トレを始めてみたり、「なんかイヤだな～」と思っていたことに目を向けてみたり、凝り固まった考え方をちょっと変えるだけで、世界が違って見えることがあります。

たとえば「私は恋愛小説しか読まない、経済本なんか難しくて眠くなるわ」という人は、わかりやすそうな池上彰さんや三橋貴明さんの経済本を一冊買ってみてください。いざ読んでみると、そんなに難しくないことがわかり、楽しく読めて、なんとなく賢くなった気がするはずです。

そして、気になっていた男性や会社の上司などに、「この前、こういう本を読んだんですけど」と経済の話題などを伝えてみると、「え、意外だね!? そんな本も読んで、ちゃんと勉強してるんだ」と相手の見方も変化します。

「へえ、ＢＲＩＣｓのこと知ってたの。投資するなら○○の本が参考になるよ」「そうなんですか！　その本、貸してください」などという流れにもっていければ、あなたの違った一面を見せることができて、話の幅が広がり、交流も深まります。

「筋トレなんてキツくてイヤ」と思っていた人は、やってもなかなか効果が出なかったのが原因ではないですか？　であれば、パーソナルトレーナーを期間限定でつけて、鍛えるべき筋肉をピンポイントで教えてもらってやり始めると、効果も早く出てくるはずです。そこで少しでも効果を実感できれば、「続ければナイスバディになれるかも！」と、苦手だった筋トレが楽しくなり、習慣化するかもしれません。

「冬の北海道は寒くてイヤ」という人でも、実際に行ってみると、真っ白な美しい雪景色に癒やされ、大自然の中の澄んだ空気が気持ちよく、寒さも忘れて、「来てよかった！」と思う可能性は大なのです。

私は最近、20代向けの生き方指南本を読む機会があったのですが、「もっと若いときに読みたかった！　20代でやるべきことが全然できてない」という気づきがあり、目からうろこでした。もちろん、今からでもその本に書いてあったことを実践します。たとえば「やる気のスイッチをＯＮにするためには、ＯＮにすることが得意な人の真似をする」とか、いかにも若い人のやる気を刺激する言葉が並んでいるのですが、別に今から始めてもいいことばかりでした。

この年齢になると、自己が確立しキャラも決まっています。今さら人さまの真似をしてもしょうがないし、してはいけないと思いがち。でもあえて「こんな人になりたいな」と思った人の真似をするのは何歳になってもアリだと感じました。

料理好きが高じて頑張った結果、フードコーディネーターになった○子さんとか、腰痛に悩んでヨガを始めたらハマってしまい、自分のヨガ教室を持った△子さんとか、90代で作詩を始めてベストセラー作家になった柴田トヨさんとか、真似をするというよりお手本にしたい、励みにしたいという人は、その年相応に現れるものなんです。

その本には、ほかにも「ないならないなりに楽しもう」というような言葉もありました。若いときには原資がない場合が多いのですが、年を重ねると原資はあっても体力ややる気が激減します。「ないなりに楽しむ」術を生み出すのも大人です!

ふだんは「50代でやっておきたい○○のこと」といった本を手に取ることはあっても、過ぎ去った20代向けの本など見向きもしませんよね。でも、こんなふうに私のような50代が20代向けの本を読んでもいい発見があったのです。

固定観念にとらわれず、いろんなことにチャレンジし、「嫌い」を「好きかも」に変えることができれば、40代からでも世界は無限に広がるはずです。

コンフォートゾーン（居心地のいい領域）が広がれば、嫌いなことが少なくなります。そもそも嫌いが減って好きなことが増えれば毎日が楽しくなりますよね？ そのきっかけが「好きかも」なんです。あなたの周りに「好きかも」なものを探してみれば、女性ホルモンが乱れることが少なくなってくるのではないでしょうか。

34

「どうせ私なんか」という口癖はもう封印！

71ページで「まっ、いいか」という言葉の力を紹介しましたが、これは「どうせ私なんて……」と言って、卑屈になってあきらめることとはまったく違います。

「どうせ私なんて大したスキルもないから転職は無理」
「どうせ私なんてキレイじゃないからモテるのは無理」
「どうせ私なんてオバサンだから再婚相手は見つからない」

「どうせ経済的に自立できないから離婚は無理」

「恋人・夫婦仲相談所」で夫と不仲の女性が口にする言葉で多いのは、「どうせ」という枕詞です。

そんな自分の「どうせ」探しをするのは今すぐやめましょう！「どうせ」と言って、チャンスの可能性をなくしてしまうのはもったいなさすぎます。

作家の林真理子さんはベストセラー『野心のすすめ』のなかで、「やってしまったことの後悔は日々小さくなるが、やらなかったことの後悔は日々大きくなる」とつづっています。そして、更年期という人生の折り返し地点の年齢に差しかかったら、自分の苦手なところを克服しようと頑張るのも大事ですが、それよりも得意なところに目を向けて、チャンスを引き寄せるほうが欲しいものは手に入りやすいのではないかと思います。

私の身近なところで起こった例をひとつ挙げてみましょう。

私がママさんサークルで活動していた頃、参加していたA子さんは、おとなしくて、存在感のない、どちらかといえば暗い感じの主婦でした。

そして「どうせ私にはなんの取りえもない」が口癖。「みんなみたいに頭よくないから」「みんなはキレイで、てきぱきしているから」などとネガティブな発言が目立つ人でした。

控えめで言われたことしかしないタイプですが、頼んだことはきっちりやってくれます。会員名簿の作成、会報のコピー、郵送作業、完璧にこなしてくれるのです。

するとみんなが「何の取りえもないなんてことないじゃない。事務能力抜群よ。総務部長！」と褒めるようになりました。

会員さんたちがA子さんを持ち上げるようになってから、彼女はめきめき明るくなりました。服装や髪型も変えて、育児雑誌の特集にも掲載されるというきらびやかな体験もするようになったのです。

そうした体験の積み重ねが自信になったのか、A子さんは事務的なことだけでなく、イベントの司会にも挑戦できるくらい活発になり、どんどん新しいことをやり始めました。子どもの手が離れる頃には、憧れていたインテリアの会社に就職するまでになったのです。

みなさんも「何の取りえもない」なんてことはありません。人には必ず「得意なこと」があるはず。それを徹底的にまじめに伸ばせば、周囲が認めてくれてそこで自信がつく。自信がつくと、ほかの力も発揮できるようになるというよい循環が起きます。

「どうせ」とあきらめる前に、まずは得意なことをとことんきわめてみれば、自信がつく循環を呼び込めますよ。

第五章

ストレスは最大の敵！
人間関係でクヨクヨしない

35

イヤだと思う人には近づかない

いつも愚痴ばっかりで話していても苦痛だなと思う人や、その人のトゲのある言動がいつもひっかかる、会うとぐったり疲れる……というような人が周囲にいませんか？　更年期の同じ悩みを共有できる気心の知れた友達ならいいですが、会うことを負担に感じてしまうような相手とは、一緒にいたくないものです。

親戚付き合いや会社の人間関係をただちに断つことはなかなか難しいですが、プライベートな人間関係は自分で選択できるもの。ただでさえ不快な気分になりがちな更年期世代なので、不快な気分を増長させるような人とは思い切って距離を置きましょう。

最初はいい人だと思っていたけれど、あとからイヤな人だったとわかった場合も、ずるずる付き合わず、さっさと自分から去らないと、大事な女性ホルモンをかき乱されてしまいます。

一緒にいて楽しくない人に自分の貴重な時間を奪われるのは、もったいないことです。

だからこそ、「嫌いな人には近づかない」。誘われても断る勇気を持ち、一緒にいて楽しい人と人間関係を築いてください。

そんな友達でもいなくなると不安、寂しいという人は、行動範囲を広げて、新しい人間関係を模索してはいかがでしょうか。つるまずにひとりで行動すれば、新しい友達ができやすくなります。

私には、10代の大学生から10歳以上年上の尊敬できるお姉さま方まで、職種もバラバラで幅広い年齢層の友達がいます。温泉旅行に行くならこの人、おいしいものを食べにいくならこの人、じっくり悩みを相談できるのはこの人……といった具合に、ひとりの友達に依存することがないので、適度な距離感でいい人間関係を築けているのだと思います。

また、これまで仲良しだった友達が、昔のように誘っても応じてくれなくなった……という場合があるかもしれません。相手も同世代なら、更年期で疲れていて、今はそんなハジけるような気分じゃない、というケースもあるかもしれません。そんなときは無理に誘わず、つかず離れずの距離を保ちながらそっとしておくのがいいでしょう。その人なりに更年期を楽しめるようになったら、昔のように元気な付き合いが復活すると思います。

一方で、「最近、なんだか冷たくなった」と感じる友達がいるなら、それはもしかしたら、あなたが更年期ゆえに、その友達についついネガティブなことばかり言っているのかもしれません。相手は自分と距離を置きたがっているかも……と感じたら、感情の起伏が激しくて相手を疲れさせていないか、ちょっと内省してみるのもいいでしょう。

大事なのは一緒にいて気持ちいい人と付き合うこと。逆に言えば、あなたも相手にとって一緒にいて気持ちいい人でいなきゃ！　そうやって女性ホルモンを安定させてあげてください。

36

ムカつく相手には上から目線で「許してやる」

イヤだと思う人には近づかない、といっても、縁切りが難しい場合もあります。ムカつく相手だけれど、仕事上この人とは一緒にやっていかないとまずいから、いい関係になりたい……。そんなジレンマを解消するのに使えるいい方法は「私は許す作戦」です。

子育て経験者ならこのニュアンスがわかりやすいと思いますが、我が子が大切なお皿を割っても、学校でいたずらして呼び出されても、「うるせえな、ほっとけよ」と暴言を吐いても、その場では怒るけれど、しばらくしたら一緒にファミレスに行ってゴハンを食べているものです。

許しているわけです。それに似た感覚です。

「この人、合わない。いつもしゃくに障ることばかり言う。私はそんなこと、他人に言わない。私は人の気持ちがこの人よりわかる。そう、私はこの人より大人なんだ。じゃあ、仕方ない許してやるか」の論理です。上から目線ではありますが、許してやろうと思えると、どんなムカつく行為でも「まあ、仕方ない、相手は子どもなんだから」と寛容さが増します。大人力とでもいいましょうか、怒っていても解決しないので、考え方の方向を変えて、怒りを鎮めるのです。

夫婦の場合、私は「プチ別居のススメ」を提示しています。怒り沸騰状態でも、2週間から1か月ほど相手と離れることで落ち着いて相手のことを考えることができます。そして、「そういえば」という枕詞で始まる、よかったことを思い出してみましょう。

「そういえば夫は私が食あたりで夜中にうなされているとき、朝まで背中をさすってくれた」

「そういえば私が仕事のことで落ち込んでいたとき、一生懸命笑顔で励ましてくれた」

こういったことを思い出せば、怒りも収まってきて、「よっし、まあいいところもあるから許してやるか」「私がいないと彼はやっていけないだろう」という思考にたどり着きます。これで冷静さを取り戻し、円満復縁したカップルを「恋人・夫婦仲相談所」は何組も輩出しています。

37 夫や恋人に対して我慢しすぎることをやめる

あなたは夫や恋人に対して不満があるとき、どうしますか? たとえば、休日は家でスポーツ番組ばかりを見ていて、家事を一切手伝ってくれない場合、不満をちゃんと伝える? それとも黙って我慢する? 我慢した結果、相手は気分よく休日を過ごせるかもしれませんが、あなたの気持ちはどうなるのでしょう?

こんなふうに、日本の女性は、夫や恋人に対して、「意見したいことがあるけれど、言ったらケンカになるので我慢している」という人は多いはず!

けれど、更年期でイライラしているときは、とうとう我慢ができなくなり、抑えていた感情が爆発してしまい、夫や恋人がビックリしてしまうこともあるでしょう。こうした感情の爆発をなくすには、ふだんから、我慢しすぎるのはやめて、相手に自分の考えや価値観を伝えることが大事なんです。

2013年に話題になった、瑛太さん主演のドラマ『最高の離婚』(フジテレビ系)の登場人物たちは、言いたいことを我慢したり、気持ちをうまく伝えられないまま、心の中に行き場のない感情が積み重なり、何かの拍子に一気にそれが噴出して相手も自分も傷つく、といったシーンがありました。

一方で、自分は完璧だと思い込み、間違っていても認めず、夫に自分のやり方を強要する、自分がいちばん大事という妻を、私は「モンスターワイフ」と呼び、本にもしました。我慢のしすぎはよくありませんが、いつも言いたいことを言って夫や恋人を傷つけても平気でいると、更年期でつらいときのフォローは期待できなくて当然です。

夫や恋人との壊れた関係をあきらめる、無視する、我慢するという選択をやめて、話したことがないような話題でも避けずに向き合う、妥協点をすり合わせる方向に進んでいけると、ふたりの関係は改善していくものです。夫や恋人とうまくいくようになって、イライラが減った、すなわちホルモンバランスが安定したという相談者は多いのです。

38

上手な伝え方で相手に受け入れてもらう

夫や恋人への不満を上手に伝えることができれば、心が軽くなり、イライラすることは少なくなります。ただし、「テレビばっかり観てないで、家事を手伝ってよ」などと、感情のままに伝えるのは逆効果。相手もイライラして、険悪な雰囲気になることも。

相手の価値観を「認める」「受け入れる」姿勢を見せながら、自分の価値観も上手に伝えて、理解してもらうことが夫婦や恋人間のコミュニケーションにおいては重要です。

相手にストレートに伝える場合は、「アイメッセージ」で伝えるとよいでしょう。「アイ（＝I）メッセージ」とは主語を自分にすること。「あなた」を主語にするとついつい相手を非難しがちになりますが、「自分」が主語だと、穏やかに自分の気持ちを伝えることができます。「あなたはこうすべき」ではなく、「私はこうしてもらえるとうれしい」というふうに伝えるのです。「家事を手伝いなさいよ」ではなく、「私はあなたに家事を手伝ってもらえるとうれしいな」という具合です。

ただし、起き抜けや帰宅直後など、相手の心にゆとりのないときに言うのはやめましょう。相手が落ち着いた状況を見計らってメッセージを送るのが効果的です。

メールや手紙、カードなど文字で伝える方法も有効です。口頭で伝えるよりも言葉を吟味でき、時間を置いてから伝えることになるので、ソフトな意思表示が可能でしょう。メールの場合は、冷たい印象にならないよう、絵文字を使って感情を表現するのもおすすめです。

心が不安定になりやすい更年期はとくに、不満をためこまない工夫をして、イライラの原因を取り除いていきましょう。

39 嫉妬や妬みは楽しく美しく生きる原動力にする

お金持ちでやさしい夫、華やかでやりがいのある仕事、かわいい子どもたち……と何もかも手に入れたような女性がテレビや雑誌によく登場しています。

でも、そんな幸せの象徴のような彼女たちにだって悩みや葛藤はあるはず。とくに女優さんやモデルさんは、イメージの維持も仕事のうちなので、〝幸せな私〟という演出を過剰に行っているものなのです。

私の周りにいる、世間では成功したと思われている人たちを見ても、仕事も家庭も健康も百点満点で完璧などという人はいません。失敗を経験し、悩みながらも、前向きに努力して生きているから成功を手に入れることができたのでしょう。そして、今の悩みとうまく付き合い、解決しているのです。

若さを失い、自信をなくしがちな40代からは、周りの人と自分を比べて「この年になって自分の人生がうまくいってない」と感じることが多くなるかもしれません。「男性は40代になったら自分の顔に責任を持て」と言ったのは、かの有名なリンカーンですが、女性も同じだと思います。40代で幸せエビス顔になるか、しかめっ面の意地悪顔になるか、幸薄いぼんやり顔になるかは、日々の過ごし方で決まってくると思います。

人生がもっとうまくいくように努力するエネルギーがわいてこず、幸せそうな人に嫉妬や妬みの感情がわいて、イライラすることもあるでしょう。フェイスブックなどのSNSに参加していると、他人の幸せ自慢が繰り広げられていることも多く、さらに心が疲れてしまう人も増えているといいます。みなさんはどうですか?

そんなとき、嫌みや悪口を言うことで一時的に憂さが晴れるかもしれませんが、それではあなた自身への周りの評価が下がってしまう可能性があります。

嫉妬や妬みの感情が生じたときは、もう少しその対象となる人を観察してみてください。そして「この人にも悩みや弱みがあったんだ」とわかれば、嫉妬や妬みの感情はやわらぐはずです。

人生とは平等にできているもので、どんな人にも試練は訪れます。「幸せそうにしている人でも、結構、苦労しているんだ、努力したから今があるんだ」と思えれば、「自分だけが大変なわけではない」「そんなにうらやましい人ではなかったんだ」とラクになれるでしょう。

逆に〝幸せな自分〟を過剰に演出する人は、プライドが高く、弱みをさらけ出すことができない傾向にあります。つらいときもＳＯＳを出せないため、うつ病になりやすいともいわれ、更年期は注意が必要なのです。

一方で、自分自身が周りの嫉妬や妬みの対象にならないよう気をつけることも大切です。お金持ち自慢、愛され自慢、子ども自慢、モテ自慢……といった、「自分がいかに幸せか」と自慢話ばかりするようだと友達はできません。それどころか、もしその相手が同じテーマで悩んでいたら、あなたは憎悪の対象になってしまうかもしれません。ナーバスな40〜50代の時期に周囲から孤立したり、敵をつくらないよう、自慢話は相手の状態を見てするようにしましょう。

また、私の場合は、嫉妬の感情が生まれたときは、「この人に負けないよう頑張ろう」と思うようにしています。そしてB'zの「敵がいなけりゃ」という曲を口ずさみます。稲葉浩志さんの詞が素晴らしく、敵がいるから頑張れる、わざわざ敵を探すというモチベーションアップソングです。私たちと同世代の稲葉ソング、嫉妬の感情に振り回されそうな人は、ぜひ聴いてみてください。敵を倒すべく頑張るはずです。そしてその敵を心の中で倒せたら……スッキリする以上に、人としても成長できているでしょう！

こんなふうに嫉妬が原動力となって、仕事へのやる気が増したり、美に磨きをかけたり、家族を大切にしたりと、成長できたりもするのです。嫉妬でマイナスの感情を暴走させず、前向きなエネルギーに変えてみてください。

40

自分の得意分野を引き出してくれる人を見つける

129ページでは、ママさんサークルでみんなに褒められたことから自信がつき、人生を好転させていったA子さんの例を紹介しました。A子さんはママさんサークルという、家庭や会社とは別の場所で得意分野を見つけることができたのです。

このように、自分の得意分野や強みというのを自覚している人はいいでしょう。でも、「どうせ私は……」な人にとってそれは難しい。そんな人の得意分野は案外、意外なところから見つかるのではないかとも思っています。

子どもの手がかからなくなり、再就職をしようと思った主婦の方がまずすることといえば、求人サイトを見たり、ハローワークに通ったりというのが一般的だと思います。OL経験のある人は、事務職を希望することが多いでしょう。

けれど、専門スキルを持っていない限り、ブランクがあるなかで再就職するのはなかなか難しいもの。私のところにも、離婚して稼がないといけないのに再就職できない、と悩む女性が相談に来られます。

そんなとき私は、パソコンが使えるか、といったスキルを聞き出したりはしません。ことなく色気があって料理上手な女性には、「小料理屋の女将さんがぴったりよ」とアドバイスしたことがあります。いきなりお店を開くのはハードルが高いですが、雇われ女将から始めることはできるでしょう。

人と話すのが好きで、インテリア好きな女性なら、「マンション販売の営業」という手もあります。マンションなどの高額商品を販売する場合、若い女性よりも、家庭のことを熟知した年配女性のほうが安心できるというお客さまも多いのです。

おそらくハローワークに行っても、小料理屋の女将の仕事はないと思いますし、その道をすすめられることはないでしょう。

でも、前職が事務系だからといって、事務系の仕事ばかり探す必要はないわけです。もっと得意なことがあるかもしれないのですから。人生の選択肢が広がります。

だから、自分の得意分野を見つけるには、私のような固定観念を破ってくれるアドバイザーを見つけることも役立つのではないかと思うのです。

良心的な料金の信頼できる占い師に相談するのもアリです。占い師から、「カフェなど水に関する仕事が向いている」と言われ、今まで考えたこともなかったカフェ経営に向けて準備を始めた女性もいます。

人生、何がきっかけで新しい道が開けるかわかりません。得意分野で自分の秘めた才能を生かせれば、将来、起業できる可能性だって出てきます。得意なことを武器に人生を歩んでいければ、年齢に関係なく、輝けるものです！

コラム　女医は見た！

二松さんに更年期の症状がない理由

関口由紀先生

幸せを感じる時間を自らつくってストレスフリーに

53歳の二松さんはいつも明るく元気で、「更年期の症状もない！」と言います。

確かに、二松さんが悩み苦しんでいたり、暗い顔をしているところを見たことがありません（笑）。その理由としては、大好きなイケメンたちと交流する場があったり、自分のやりたいことを仕事にされていたり、銭湯に通って上手にリフレッシュされていたりと、ストレスよりも楽しいと思えることのほうが多いからでしょう。ストレスが少ない人は、ホルモンのアップダウンの変化に強いので、更年期の症状が出ないのだと思われます。

逆に自分ではどうにもならないストレス、家族の問題や仕事での人間関係などの悩みを抱えていると、ホルモンの変化に弱くなってしまい、更年期の症状が出やすいのです。二松さんのように、悩みがあっても、みんなに話せることも大事ですね。

ストレスが強いと脳内のセロトニン濃度が下がってきます。このセロトニンは幸せホルモンとも呼ばれるもので、心身の安定に関与し、少なくなると、うつ病や不眠といった症状を引き起こすことがあります。二松さんはストレスが少ないので、脳内のセロトニン濃度が高い状態にあり、幸せを感じられることが多いのでしょう。

また、二松さんは運動を定期的にされていますが、ズンバダンスなどのリズミックな運動もセロトニンが出るのでいいのです。

さらに、二松さんはアロマテラピーを楽しんだり、エステに行ったりして、嗅覚と触覚を大切にしています。もちろん、パートナーとの触れ合いも。じつは、嗅覚と触覚を刺激し、心地よく癒やされることで、脳が活性化します。その結果、女性ホルモンも安定するので、好きな香りを嗅いだり、肌に触れてもらう、といった嗅覚と触覚を重視するのは更年期を快適に過ごすポイントになるのです。

若い男性のフットサルサークルや医師コミュニティを主宰し、イケメンを見て、視覚からの刺激も取り入れ、脳が幸せを感じる時間が多い二松さん。更年期障害なんてどこ吹く風、なのでしょう。

第六章

おでかけすれば、
女性ホルモンも元気に

41 職場や家庭以外に居場所を見つける

みなさんは「サードプレイス（第三の居場所）」という言葉を知っていますか？「第一の居場所」はふだん生活している家庭、「第二の居場所」は職場や学校です。では「第三の居場所」とはどこなのでしょう？

ちょっとアカデミックな話になりますが、社会学者のレイ・オルデンバーグによると、第三の居場所とは、イギリスのパブやフランスのカフェのように、自由でリラックスした雰囲気の対話ができ、良好な人間関係を生み出す空間のことだと定義されています。

職場と家庭を往復するだけの毎日では、人間関係も話題も広がりません。第三の居場所を持つことで、息抜きをして心を解放し、新しい自分を発見したり、新たな出会いを見つけることができるのです。

たとえば、あの「スターバックスコーヒー」がまさにそれ。自宅でも職場でもない第三の居場所として、ゆったりくつろげる空間と時間を提供することがコンセプトになっています。カフェで本を読んだり、ほっとひと息つく時間を持つことで、自分らしさを取り戻した気分になることは多いですよね。

最近は、ネットをベースに集まった人たちの「読書会」や「朝活」が流行していますが、こういった会に参加したり、おけいこの教室も第三の居場所になります。

ただし、そんなリラックスするべき第三の居場所にも人間関係はあります。人間関係がわずらわしかったり、自分とは合わないと感じたときには、さっさと別の居場所を探して移動しましょう。ひとりでぼーっとできる場所も、十分に第三の居場所となります。

第三の居場所で、妻でも母でもなく、会社員でもない、ありのままの自分を取り戻すことで、ストレスが軽減し、女性ホルモンも安定します。そして、仕事や家庭に笑顔で戻っていける活力となるはずです。

私自身は第三の居場所を自らつくって、人を集めるタイプ。大学時代は合コン愛好会、専業主婦時代はママさんサークル、そして現在はイケメンフットサル部、イケドク部会（イケメンドクターズサークル）、若者サークル・チームまゆみ、もちろん同世代のマダム会など、多くのサードプレイスに参加して趣味と実益を兼ねています♡

エネルギーがある人は、自分でサークルをつくってみるのもおすすめですが、それは難しいという人は、アンテナを張って、ピンときたコミュニティに参加させてもらいましょう。今はフェイスブックやミクシィでそんなサークルが簡単に見つかり、気軽に参加できます。

趣味の会は多数あります。私はじつはネット系が苦手で、雑誌やタウン誌で気になる情報を切り取り、アナログな情報をもとにサークルや教室を探しています。去年はそこで見つけた「シナリオライター養成講座」に半年間通いました。ドラマの脚本家デビューしたいというわけではなく、自分で小説を書くのに参考になりそうだからです。物書き仲間ができるというメリットもあります。『テルマエ・ロマエ』の漫画や映画が大ヒットして、銭湯ブームが起こったので、銭湯巡りサークルも探して入部しようかと考えています。そうすれば、いつかどこかで原作者のヤマザキマリさんにも会えるかもしれないと夢が膨らみます。

ゆるい目的でもいいので、サードプレイスに身を置いてみるのは楽しいもの。もちろん居心地が悪ければすぐに抜けることです。サードプレイスでストレスをためていたら本末転倒ですし、そこで我慢したりせず、引き際や見極めをスパッとやるのも40代の大人ならでは、です！

42

たまには「おひとりさま」で新発見を！

「おひとりさま」という言葉が定着してきています。ひとり行動の女性が都会では増えつつありますよね。

しかし「ひとりでは喫茶店にも入れない」という40代の女性もいます。私は一人旅もへっちゃらで、どこへでもひとりで行けるし、牛丼屋さんにもひとりで入れるのですが、「誰かと一緒でないと行動できない」という女性も少なくありません。

とくに「新しい場所に行くのはひとりでは不安」と思っている人も多いかもしれません。でも、40代からは思い切ってひとりで行動してみることをおすすめします（国内でも海外でも危険なエリアを除いてですよ）。

誰かと一緒に出かけるとなると、約束をしなければいけません。そのためお互いの都合がなかなかつかなかったりで先送りになり、結局、意欲が薄れてうやむやに……という流れになりがち。けれど、ひとりで出かけるなら気楽！　今すぐにでも出かけられて、新しい世界を広げていけるのです。

たとえばヨガ教室に参加するのに、お友達と一緒だと新しい友達を見つけるチャンスが少なくなってしまいます。しかし、ひとりで行動することで、新しい交友関係が広がるのはよくあること。「あら、おひとりですか?」と話しかけられやすい。気の合う友達が見つかるかもしれません(私の場合は、もちろんイケメンとの出会いも期待しています♡)。お酒が好きな人なら、今、流行の立ち飲みバルなどにひとりで行ってみるのもいいでしょう。話上手なマスターがいれば、ちょっとした会話をするだけで気分がスッキリすることも。独身女性なら出会いのチャンスが広がるかもしれません。ただし男性をナンパすることが目的だと思われないように上品なスタイルで、です。スペインバルには、おいしい小皿料理が並んでいますのでマイレシピを広げることもできます。タラのコロッケや、アリオリソースがけのポテト、鮭のリエットなど、自宅で取り入れると家族も喜んでくれるはず。

そして、ひとりで出かけるときは、誰とも話さずに帰ってくるのはNGです。最初はあまり話せなくても、何回かひとりで出かけているうちに、話しかけるのが上手になりますよ。お店のスタッフと世間話をするだけでも、気晴らしになったりするものです。

それでも人見知りで……という人はネットで交流するのも今の世の中ならでは。すでにフェイスブックやツイッターといったソーシャルメディアのユーザーという人が多いでしょう。ここではもっと趣味に特化したサイトで交流を図ってみてはいかがでしょう？　たとえば「読書メーター」というサイトは、読んだ本の感想を書くことで、同じ本を読んだ人からコメントをもらえたり、本を通じた交流ができます。自分の趣味に合った世界を探して、新しい交流を始めてみましょう。オフ会に参加すると一層世界が広がりますよ。

更年期世代は「出かけるとしんどいから」「疲れやすいから」とひとりで家にこもりがちですが、これはおすすめできません。プラス思考の人ならいいですが、マイナス思考になりがちな時期なので、ひとりでこもるとますますネガティブな気持ちに……。運動不足になって太る原因にもなります。

知らない世界を見つけて、好奇心が高まれば、女性ホルモンも活発になります。気の合う仲間と一緒に楽しい時間を過ごすのも大切ですが、たまには「おひとりさま」で行動しましょう！

43

吉方位に出かけてみる

じつは私の夫が九星気学（生年月日の九星と干支、五行を組み合わせた占い）の勉強をしており、毎年、その年の吉方位を教えてもらっています。そして、なるべく吉方位のほうへ出かけるようにしているのです。

いい方位であれば、寒かろうが遠かろうが、知らない国だろうが、なんだか行きたくなって、背中を押されている気分に。そして旅先でハプニングがあったとしても、「吉方位だから」と、いいほうへ考えられて楽しいのです。

「そっちの方向に行けばいいこと起こるよ」と言われれば、そんな気になりませんか？ここで「ばかばかしい」と心をシャットしてしまうとホルモンの動きもピタリと止まってしまうでしょう。

私は、その吉方位の旅先から帰ってきたら、いいパワーをもらって、何かいいことがありそうな気持ちになれます。そして、しばらくは根拠のない自信がわいてきて、物事を強気で進めることができ、仕事がうまくいったりするのです。……ちなみに、私は今年、ドミニカ共和国から帰国してから連載が決まったり、新しい仕事の依頼がきたり、とラッキーの連続！　これは決して偶然じゃないと思うのです。

最近はパワースポット巡りが流行っています。パワースポットといわれる場所は、自然が豊かだったり、神々しかったり、空気が澄んでいたりして、昔からたくさんの人が訪れるだけあって、気持ちいい場所ばかりです。吉方位もそうですが、パワーをもらえそうな場所に出かけ、「気持ちよかった」と思えることで、元気になれるのです。

私の2013年6月の吉方位は南東でした。そして、その方角にある国はカリブ。はい、それでドミニカ共和国まで行ってきたのです。

ドミニカ共和国なんて、吉方位でなかったら頭に浮かばないし、行こうとも思いませんでした。というより「どこにあるの？」という無知レベル（笑）。でも訪ねてみると、情熱的なラテンのパワーは最高でした。カリブの風が心地いい、ホテルの吹き抜けのロビーでピニャコラーダを飲む至福。周りはビキニ美女とイケメンマッチョだらけで、ホルモンがボコボコッと沸騰している感じでした。

スペイン語を少し習っていたのであいさつ程度は言葉を交わすことができて、しばらくしたらなんだか自分もカリビアンになった気分に。そして極めつきはアクアビクスのスペイン語版。細マッチョのカリビアンイケメンが小さな水着をまとっただけのムキムキ姿で「♪ウノ、ドス、トレス、クワトロ♪」（1、2、3、4）とラテンビートに乗せて腰をくねらせます。ホテルに泊まっている熟女マダムたちがこぞってプールに集まり、キャアキャアと歓声。数えると60人くらいの女性がインストラクターに群がるという光景が！　女性は世界中どこに行っても、いくつになってもセクシーなイケメンが好き♡　プール全体に女性ホルモンが溶け出ているのを目の当たりにしました。

なお、スペイン語で「あなたイケてるわ。愛してるわ」は「ムイグァポ！テアモ」です。私は何度、この言葉を唱えたか（笑）。

そして、先述したように帰国後に連載や取材など仕事の依頼がたくさん入ってきたのですが、これを「ほら、やっぱり吉方位に出かけたおかげだわ。女性ホルモン値も上がっているに違いないわ」と素直に喜び、また来年も私の吉方位に従い、新しい場所へ出かけるエネルギーがわいてきました。

いつも旅先は同じ場所という人もいますが、行ったことがない場所へ出かけて、見聞を広げるのも面白いのではないかと思います。

とくに40代を迎えて、これからの人生に迷いや悩みがある人は、価値観が天と地ほど違う国へ行くことで、自分の悩みを客観的に見ることができ、ふっきれることがあるかもしれません。テレビの『世界の村で発見！こんなところに日本人』（テレビ朝日系）などは素晴らしい番組です。毎回、正義感あふれる人や、ドラマチックな人生を送ってきた人が登場します。価値観をどんでん返しして悩みを幸せに変換するのにいい訓練になる番組ナンバーワンです。

自信をつけに、エネルギーをチャージしに、リセットしに……、旅上手な女性になって、女性ホルモンを元気にさせてあげてください。

44 〝上流〟と〝下流〟を体験してみる

夫や恋人はやさしく、経済的にも困っていないのに、更年期の憂鬱のせいで自分に自信がなくなり、今の幸せを実感できない人が少なくありません。

そんなときは「私が幸せでないなんて、誰が言ってるの？」と自問自答してみてください。「あんた、不幸ね。ヒッヒッヒ」と魔法使いのおばあさんに道ばたで声をかけられでもしましたか?

自分が幸せであることを実感するためには、上流体験と下流体験の両方をしてみることをおすすめします。

私は学生時代に民宿やユースホステルの旅をしていましたが、大人になってからも国民宿舎を利用したり、「じゃらん」「ｙｏｙａＱ」で格安の宿を探して泊まったりしています。そして、格安の旅をする場合は徹底的に節約。冷蔵庫に入っているビールやジュースは高いので飲まず、地元スーパーで買ってくるなどし、安上がりでお得な旅を楽しむのです。

一方でたまには上流体験をして、知らない世界を見にいくようにもしています。私が今まで泊まったホテルのなかで強烈に印象に残っているのはハリウッドの「ビバリーウィルシャー」の本館。映画『プリティ・ウーマン』に登場する最高級ホテルです。

豪華な調度品に囲まれ一流のサービスを受ける体験は、それはそれは感動的で、イチゴとシャンパンを頼んで、ハリウッド映画の主人公気分でホテルライフを満喫しました。不思議なのが、どのお客さんを見てもリチャード・ギアとジュリア・ロバーツに見えてしまうこと（笑）。

あるフロアにエレベーターが止まると、ボブ・サップ風の黒いスーツのボディガードが大勢立っていて睨まれたりします。おお、まさにハリウッド映画の世界。いったいどんなＶＩＰが泊まっているのでしょう？　とにかく終始ワクワク。場所の威力は不思議です。

こういった、上流と下流の両方の体験をすると、中間にある幸せがくっきりと浮かび上がります。リーズナブルな旅も、高級ホテルでの贅沢な旅も楽しいけれど、旅のあとは、「やっぱり家がいちばん」と思うことも少なくありません。今のままで十分に幸せなのに、中間の幸せを見過ごして、感謝できていなかった自分に気づくことができるのです。

そして、上流、下流のどちらの経験も、ワクワク感やサプライズ、喜び、満足……と感情を揺り動かしてくれるものです。ふだんの生活ではなかなか動かなくなった心をやわらかくすることも、女性ホルモンの活性化には必要なのです。

旅に出なくても、ホテルの高級スパと街の銭湯での上流、下流体験もいいと思います。ラグジュアリーな気分にさせてくれる高級スパと、庶民的でリラックスでき、懐かしさを感じる銭湯。どちらも心を揺さぶってくれるもので、心がバウンドしているのがわかると、生きていてよかったと納得！

お金持ちでもない限り、上流の体験は頻繁にできるものではないですが、下流なものばかり選んでいるとケチケチしてしまい、豊かな心が生まれてきません。成功している私の友人は「借金してでも高級店やホテルに行け」と言います。上質な体験は借金するほど価値があると言いたいのです。そういう場でもひるまない自分になりたい、ふさわしい自分になりたいという思いも生まれます。

今の幸せを自覚し、更年期をスムーズに過ごせる女性でいるためには、上流、下流をバランスよく体験するようにしましょう。

45 ドラッグストアをアミューズメントパークにする

女性ホルモンをアップする薬を買いにいくわけではないのですが、よくドラッグストアにウインドーショッピングに出かけます。最近のドラッグストアは女子高生からおばあちゃままで全世代の女性にとって遊園地的な役割を果たしていると思うのです。

とくに美容グッズコーナーが併設されているショップなど、見ているだけでホルモン値がアップするほど楽しい。サプリコーナーには熟年女性には欠かせない大豆イソフラボン商品も充実。コラーゲンだのヒアルロン酸だのプラセンタだの、男性にはピンとこなくても女性は全員知っているアイテムが所狭しと並んでいます。

健康コーナーに足を向けるとお顔をコロコロする不思議なローラーとか、ふくらはぎキュキュッと引き締めソックス、冷え性退治の唐辛子入り遠赤外線ソックス、足裏に貼って体内の不用なものを出すシート、口角をあげて笑顔を魅力的にするカミカミ棒、頭皮マッサージで頭のこりを取るチューリップみたいなアイテム……。見ているだけで癒やされてキレイになった気がします。

駅ビルにもこんなお店はたくさん入っているので、電車の乗り継ぎ待ち時間など遊園地気分で過ごすと楽しいです。男性は大型家電店のパソコンコーナーやアップルストアにウキウキ集まっていますが、女性はコスメ、美容、バラエティショップが好き。ということは電機、ＩＴ系の場所は男性ホルモン値を高め、美と癒やしを追求する場所は女性ホルモン値を高めるのかもしれません。さあ、どんどん行きましょう。ドラッグストアへ！最新美容商品を研究しましょう。お友達と違う美容グッズを買って効き目を試し合うと井戸端会議もはずみます。

そしてチューリップ型のマッサージアイテムを頭に被って、腰痛改善ベルトを巻き、足指オープンで足の指をパーにし、猫背矯正ベルトを背負い、目元にアイパックを貼り付け……。こんな姿で私は日々、執筆の仕事をしています。宅配便のおにいさんが来てもすぐには玄関へ行けません。きっとドンビキです（笑）。なんて楽しい女性ホルモンアップグッズたち！

46
「自分的にはあり得ない場所」に行ってみる

この年齢になると、好みもライフスタイルも確立していますので、ちょっと自分の好みと違うなと感じたらそちら側には行かない、手を出さないことが多くなります。人材研修ではメンタルブロックという言葉がありますが、まさに熟年型メンタルブロックだと思います。

肩こりは仕方がないとしても「心のこり」は行動を老けさせてしまう。心をやわらかくするために、「自分にとってあり得ない」本を読んだり、映画を観たり、お取り寄せを注文してみるのも新鮮です。

私は先日、ふだん行かないお店に行ってきました。雑誌のお仕事をご一緒しているブルボンヌさんのお店です。ブルボンヌさんといえば、ゲイ、女装パフォーマー、エッセイストとして知られていますが、お店の場所はまさに「新宿二丁目」。女性が行ってもあまり喜んでもらえないお店です。しかし、女性になりたい男性の方たちの美への執念、おしゃれに手を抜かない気概、お話ししていると女性以上にしなやかに生きていらっしゃると気づき、すごく勉強になりました。

色気があってモテる女性というと、私は銀座のママや小料理屋の女将などを想像してしまいます。他者を包み込むような会話、多少のいざこざにも動じない凛とした態度、そしてシナをつくる。このシナは、男性に媚びるとか、甘える仕草といわれますが、異性をドキッとさせる仕草と言い換えればモテる要素になります。そのシナを新宿二丁目のスタッフさんは、みなさん持っている！という意味で、学びが多かったのです。

グラスを持つ仕草、こちらの目をじっと見つめる眼差し、寒いわねと体をスッと寄せてくるアクション……。ふだんは絶対に行かない場所で女性ホルモンについて大いに考えさせられました。

彼らは普通に愛らしい！　女性の気持ちもわかる。男性をこよなく愛し、さりげない行動を意識すると色気はにじみ出る！ということを実感。

ブルボンヌさんの腕にプラセンタ注射の痕があり、あくなき美への追求心が垣間見られました。

「あらあ〜、まゆみもプラセンタ注射しなさいよう」とアドバイスされ、妙に納得。

メンタルブロックをはずすと、新しい発見ができ、新しい友達ができる。そんな体験でした。

47 銭湯という社交場で冷え防止&リラックス

私は無類の銭湯好きでもあります。いつでも銭湯に行けるよう、シャンプーなどのお風呂グッズを毎日持ち歩いているほど。仕事で2時間ほど空き時間ができたときなどは、迷わず銭湯に出かけます。近所には5軒ほど銭湯があって日替わりで行っていたときもあります。

銭湯がいい点は、当然のことながら、大きな湯船にゆったりとつかってリラックスできるところ。さらには、しっかり入浴することで、体が温まり代謝もよくなるので、美肌やダイエットなどの美容と健康にもってこいだからです。面倒な風呂掃除をしなくていいのも、更年期世代にはぴったりです。

私は最近になって夜中にトイレに起きるようになってしまいました。20代の頃は、よっぽど寝る前にジュースやお茶を飲んだときしかトイレに立たなかったのですけれど、今や、どうあがいても夜中か早朝に行きたくなります。

雑誌や新聞広告に「頻尿で悩む方へ」「夜中に何度もトイレに行く方に」という文字を見つけ、「はあ〜ん。これが加齢の証しか」と納得。早朝目覚めるような体になったうえに夜中にトイレに起きてたら、睡眠時間がボロボロになる。これが翌日の倦怠感につながり、昼間の「アクティブねー」な時間帯が激減している理由だとわかりました。

そこで、いくつかトライして「夜中のトイレ回数を少なくする」方法を発見。近所の銭湯で何度も繰り返し湯船につかると、その晩は一度もトイレに起きないで済むというホームラン的結果が出たのです。

3分×5回はつかること。つまり冷え性の私は、体をしっかり温めると、夜中にトイレに行きたくならないのがわかったのです。

しかし、せっかく銭湯で芯から温まってもお食事処でビール大ジョッキやらかき氷を頼んでしまうと、体はまた冷えて、振り出しに戻るので注意しましょう。

そして何よりも銭湯は社交場だということを忘れないでください。オープン後すぐに銭湯に行くと、常連のおばあちゃまたちがたくさんいて、いろんな情報を教えてくれます。近所の安い店から、ひざ痛が治る健康法まで、おばあちゃまたちの話題は尽きることがありません。

70代のおばあちゃまたちから見ると、50代の私なんてまだまだ若造です。元気でパワフルなおばあちゃまたちと話していると、疲れたとか、元気がないとか言ってる場合ではないという気持ちにさせられ、パワーがわいてくるのです!

更年期でイライラが続いている人は、近所の銭湯に出かけてみることをおすすめします。女友達を誘っていくのもいいでしょう。おしゃべりしながらゆっくりつかっているのも楽しいですし、愚痴を吐き出しても、お風呂の中ならお湯がさらっと流してくれるので、スッキリします。

近所の銭湯は500円で入浴できますし、1000円出せば都市型スパやスーパー銭湯も楽しめます。最近流行の炭酸風呂もあり、美容効果は抜群。お金に余裕があるときは、高級ホテルのスパでラグジュアリー&お姫様気分を味わうのも最高の気分転換になるでしょう。最近はグループで買うととんでもなく安くなるチケットがネットで手に入ります。

ちなみに私の最近のお気に入りは、神奈川県川崎市の矢向にある「縄文天然温泉」です。都心の近くなのに山の中の秘湯にいるような感覚に浸れる露天の温泉です。

お風呂は手軽で最強の美容・健康法です。自分だけのお気に入りのお風呂を探して、更年期対策のひとつに加えましょう。

第七章

恋は更年期の特効薬♡

48

物忘れが気になる人は恋をしよう

40歳を過ぎた頃から友人たちの間で話題になるのが〝物忘れ〟問題です。

「人の名前が思い出せない」「上階にあがったら、何を取りにあがってきたのか忘れた」「眼鏡がしょっちゅうなくなる」「検索しようとパソコンの前に座ったけれど、何を検索するかを忘れた」「よく使う電話番号が覚えられない」といった、物忘れ自慢が会話のなかで繰り広げられたりします。私はスポーツジムで水着やスイムキャップをよく忘れ、「忘れんぼマダム」大賞を取りました！（笑）

なかには、「脳に異常があるのではないか」と心配して病院に検査に行く人も。もちろん、若年性認知症という病気もあるので、あまりにひどい方は診察を受けることをおすすめします。物忘れは、それくらい恐怖を感じることです。けれど、たいていの40代以上の女性にとって、老化による物忘れは「よくある」ことでしょう。

ちなみに、物忘れの原因が老化か認知症かは、以下が判断基準のひとつとしてよく知られています。心配な方はチェックしてみてください。

●老化の物忘れの場合：昨日食事をしたことは覚えているが、何を食べたのかを忘れてしまう。

●認知症の物忘れの場合：食事したこと自体を忘れてしまっている。

また、ホルモンバランスが崩れることでも物忘れが起こり、物忘れは更年期障害の症状のひとつでもあります。そのため、更年期障害が治まると、物忘れの頻度が減ることもあります。

物忘れを防ぐためには、日常的にメモを取る習慣をつけるとよいですが、画期的な方法があるのをご存じですか?

それは……恋をすること!

あ、今笑った人、ちょっと聞いてください!

恋をすると女性ホルモンのひとつ、エストロゲンが大量に分泌され、脳を刺激して、脳が活性化されるのだそうです。

医療での認知症の予防法としても「恋をする」という項目が挙げられており、健康のためにも、いくつになっても恋をするのがいいのです。

とはいえ、既婚者の方は、家庭を壊すような恋はやはり避けたいもの。人気タレントやジャニーズ系など、バーチャルな恋愛でもドキドキしていれば女性ホルモンは喜んでくれるので、ときめきを忘れない生活をしましょう♡

49 〝エア恋愛〟で幸せになれる

もう少し、恋の話をしましょう。「恋なんて忘れた～」とか言わないでくださいね。

「エア恋愛」という言葉をご存じでしょうか？　夫や恋人以外の男性との恋愛を妄想してときめくことを「エア恋愛」といいます。ＮＨＫの情報番組『あさイチ』で行ったアンケートでは、約7割の主婦がエア恋愛の経験があるという結果が出て、話題になっていました。

スポーツクラブのインストラクター、宅配便のおにいさん、息子のサッカー教室のコーチ、ママ友の夫……とさまざまです。
　ではなぜ女性はエア恋愛にハマるのでしょうか？

「恋人・夫婦仲相談所」に相談に来られる方を見ていると、エア恋愛にハマる人は、キラキラと過ごしたいという理由の主婦が約6割。夫との関係が悪く、夫から逃避するためにエア恋愛にハマるという主婦が約4割です。

　私はどんな理由であれ、エア恋愛することには大賛成です。エア恋愛は本物の恋愛ではないので、家庭生活に差しさわりが生じるものではありません。エア恋愛でホルモンが活性化して、更年期でもキラキラと過ごすことができれば、パートナーもうれしいはずです。

ところが、なかにはこのエア恋愛をできないという人もいます。「妄想の仕方がわからない」「芸能人との妄想をしたことなんてない」という女性のために、私の妄想の一例をちょっぴりご紹介しましょう。

　方法は簡単で、お気に入りの俳優を3人くらいピックアップし、自分を主人公にしたドラマを仕立ててエア恋愛しています。自分がシンデレラみたいに幸せになるよう強引に持ってゆく（笑）、別名「自分勝ち組ストーリー」。

　妄想は自由です。あり得ないラブストーリーを展開させているうちに脳がキュンキュンと悦び、ホルモンの活動も高まります。肩の力を抜いて、自分が主人公のとっておきのストーリーを気軽に妄想してみてくださいね。

二松まゆみの妄想劇場「ある日のエア恋愛情事」

職場の上司、サトウコウイチに憧れていたら、ある日、私は食事に誘われた。食事をしながらお互いのプライベートの話をしていると、サトウコウイチは奥さんと別れたらしい。

「これからもときどきふたりで会おう」と言われて天にも昇る気持ちに。


その週末に次回のデートで着るワンピースを表参道に買いにいった。歩き疲れたのでテラスカフェでお茶を飲んでいたら、ムカイオサムが現れて、「隣に座っていいですか」と声をかけてきた。

「さっきからずっとあなたを見ていました」と見つめるムカイオサム。

「その紙袋は洋服ですね。着ているあなたが見たいな」とにっこりウインク。

それからはサトウコウイチとお付き合いが始まり、ムカイオサムから毎晩メールがくる日々。

そして、ある日、実家に戻ってみると弟の友達のエイタが遊びに来ていた。エイタは弟を通して「君のおねえさん、素敵だな。大人の魅力を感じるよ。一度デートしたい」と言う（ちなみに私の弟はイチハラハヤト♡）。

さあ、どうする⁉　ワタシ♡

50

〝追っかけ〟で女性ホルモンは活性化する

「エア恋愛」は頭の中で妄想するので、自宅でも電車の中でもどこでもできますが、ファン熱が高まると、「間近で見てみたい！」と思うのは当然のこと。そのチャンスがあれば、出かけていって、キャーキャー言いながら、追っかけをするのもおすすめです。『冬のソナタ』のヨン様がブームになったとき、たくさんの追っかけの女性たちが空港で出迎えていましたが、感激のあまり涙を流している人もいました。好きな人に会えると間違いなく女性ホルモンは活性化します。ヨン様のおかげで更年期障害が治ったり、若返ったりした人は確実にいることでしょう。

韓流スターでも、ジャニーズでも、ＥＸＩＬＥでも、福山雅治でもかまいません。コンサートに行って、生身のエネルギーをもらうと、翌日からお肌がツヤツヤしてくるかもしれません。

九州にいるお友達のＪ子さんは、韓流スターにハマっています。50代というのに、それはそれは活動的で毎月ソウルに通っています。東京にお目あてのスターが来たときはもちろん東京に飛行機で飛んできます。「この前、○○様のファンクラブイベントでステージに上がって30センチの至近距離に近づいたあ」と興奮する姿はまるで女子中学生。

スターのスケジュールを把握するという行動を見ていると、彼女の女性ホルモンが湯気を出しているような幻影が見えます。Ｊ子さん、もちろんお肌はつやっぽく、ヘアはロングでボリュームがあり、大きなウエーブ。バストもボイーンです。

だんなさまは10歳年上なので若い妻の喜ぶ姿を目を細めて見ているという幸せカップルなんです。

知人で、閉経していたのにKAT-TUNのライブに連続して行ったら、また生理が始まったという強者もいます。アイドル効果、恐るべしですね。そして、恋の効果は絶大です！

「恋する気持ち」をホルモンの活性化として、ポジティブに利用することが若さの秘訣。ときめくことで脳内に恋愛ホルモンがあふれ、女性を内側から美しくする作用が働いているのでしょう。

51 セックスはしてもしなくてもいい～セックスの定義は広く持とう

私が主宰する「恋人・夫婦仲相談所」への相談でいちばん多い悩みが、セックスレスです。「気づいたら夫を男としてではなく、子どもの父親としてしか見ていなかった」「産後、夫の誘いを断っていたら、いつのまにか誘われなくなっていた」というような意見も多く寄せられます。

独身女性の場合は、彼氏いない歴が長くなり、年齢とともにボディにも自信がなくなって「セカンドバージン」状態になることも。

さらに40代になると更年期で体が変化し、久しぶりにパートナーに誘われても、その気になれない、痛みを感じて集中できないといった悩みも出てくるのです。

一方、年齢を重ねてから性欲が高まり、パートナーの淡泊なセックスでは満足できないという女性も出てきます。実際に浮気に走ってしまう人もなかにはいますし、性欲を持て余して悶々としている女性もいます。

こういった二極化する中高年女性の性の記事は、私が執筆している生活情報サイト「All About」でもすごいアクセス数となり、同じような気持ちを抱いている女性が多いことがうかがえます。

私はこう考えます。気持ちよくセックスできるパートナーがいるに越したことはないですが、セックスがないことで焦ったり、女性として終わっていると思う必要はまったくありません。「セックスしないと、女性ホルモンが活性化しないのでは?」と不安になる人もいますが、愛情がないセックスでは幸せな気持ちにはなれず、むしろ女性ホルモンが乱れる可能性があります。

挿入ありきのセックスを望まない人は「裸で触れ合うだけでいい」の、いわば〝non insert sex〟をパートナーに伝えてもいいでしょう。セックスの定義を広く持っておくと気がラクになります。

パートナーがいなければ、ひとりエッチで体を愛してあげてもいいのです。エア恋愛で好きな人のことを考えながら、気持ちよくなって快感が得られれば、女性ホルモンは活性化されます。

海外ドラマ『セックス・アンド・ザ・シティ』には、女性同士でバイブを買いにいくシーンがあります。道具を使うのももちろんOK。今年発売された女性向けセルフプレジャーグッズ「iroha」は、デザインもかわいく生産が追いつかないほど売れているそうです。そして私がこよなく愛しているサイトがあります。「エルシーラブコスメティック」。いやはや女性が悩んでいる体のコンプレックスにしなやかに対応してくれるコスメやプレジャーグッズを次から次に開発してくれています。女性器や乳首の黒ずみ、においい、膣のゆるみなど「人に言えないけれど改善したい」という秘密の案件に対するアドバイスや方法が満載。このサイトを見ると、一気に明るい気分になれます。体やセックスへの不安が消えて自信が戻ると、「セックスは卒業」などと言ってられない状況になるかもしれません。もちろんサイトには「ひとりエッチ」セットもありますので、女性ホルモン活性化のためにひとりエッチデビューしてみるのも楽しいですよ。こんなふうに好奇心を持つこと、未知の世界に足を踏み入れることは大賛成です。

そして、相手がいないからといって、むだ毛を処理しなかったり、色気のない下着を身に着けたりするのはNG。ボディケアは怠らないようにして、女性ホルモン活性化のチャンスが来たときに、逃さないようにしましょう。

また、「恋人・夫婦仲相談所」には、「セックスレスでも幸せ」というご夫婦のだんなさまから次のような投稿がありました。

セックスの有無に振り回されない、自分らしい幸せのカタチを見つけることも、更年期を上手に過ごすコツだといえるでしょう。

体験談

私と妻は同い年の49歳。職場恋愛の末に結婚して丸20年。

幸い子どもにも恵まれ、大学2年生の娘と中学2年生の息子がいます。

そして、娘が高校から大学に進学した頃からなので、もう1年半くらいセックスレスの状態が続いています。

それまでは、まあ、20代から30代の頃はお互いに性欲も普通にあって、週に何度かセックスしてましたし、40代になってからも月に1回くらいはセックスをしていました。ただ、30代前半くらいまでは妻から求めてくることがあったものの、それ以降は妻も淡泊になり、私から要求があれば、渋々応えてくれるといったような状態が続いていました。

そして、娘が大学生になってから、勉強などで夜更かしを始めたことをきっかけに、私からお願いしても「娘に気づかれる」という理由で拒否されてしまい今に至っています……、というのも、我が家は4ＬＤＫの団地。子どもたちの部屋と夫婦の部屋は同じフロアで、しかも扉はカギのない襖ですので、行為の最中に「ガラッ」と中に入られる可能性があるのです。

そうしたことを妻が警戒するのも当たり前で、かといって娘に夜更かしをするなと言えるわけもなく……。

しかし、私たち夫婦はセックスをしていた頃よりもお互い幸せな気分で日々を過ごしています。

理由は2つあります。

ひとつは、私が健康増進のため2年前から始めた「玄米生菜食」の生活。簡単に言うと、本当の意味での草食系男子になったわけですが、おかげで2年間、風邪すらひかない健康な体を手に入れたことと、不思議なことに性欲がほとんどなくなってしまい、せいぜい1~2週間に1回くらい自慰行為をするだけで、セックスにほとんど興味がなくなってしまったことです。

だから、以前は妻に拒否されると、とても嫌な気分になっていたのが、その必要もなくなったので、とても気持ちがラクになりました。

もうひとつは、私から要求されなくなったことで、妻自身も気持ちがラクになったこと。妻に真意を聞いたわけではありませんが、夫婦生活や、セックスに関する不満を何も言ってこないことから察すると、今の状態が妻もベストなんだと思います。

ちなみに、私たち夫婦はそれぞれの部屋を持っているので、寝室も別々。そんなことも関係しているのかもしれませんが、とにかくセックスレスであることよりも、子どもが日々成長していく姿を夫婦で喜び、それぞれの趣味を満喫することで幸せな気分を味わうといったように、いい距離を保ちながら、幸せな夫婦生活を送っています。

52 エステで体に触れてもらう幸せ

女盛りといわれる年齢だけれど、セックスレスで何年もの間、誰にも体に触れてもらっていない……、という女性はたくさんいます。でもセックスという行為でなくとも、人に触れてもらって気持ちよくなれば、女性ホルモンは乱れることなく、落ち着きます。

たとえばエステサロンでフェイシャルマッサージを受けていて、あまりの気持ちよさに眠ってしまったことはありませんか？　美容室で美容師さんに髪を洗ってもらうのも、気持ちいいですよね！

さらに全身のマッサージで脚や背中、肩、腕ともみほぐされると、体のこりや疲れもほぐれて、身も心もリラックスできるでしょう♡

エステの効果としては、リンパの流れをよくしたり、ゆがみを整えたり、エッセンシャルオイルの効果で女性ホルモンの活性化を高めるという技術的な面もあります。けれど、最も大きいのは、手の力ではないかと思うのです。触れてもらうことで癒やされるのです。

エステサロンのなかには、機械を使って施術するところもありますが、ハンドパワーというのは侮れないもの。温かく、やさしい手で体に触れてもらうと安心感があり、自分がとても大切にされている気持ちになって、自分を愛する気持ちが生まれてきます。人の手の力というのはすごい癒やしのパワーがあるのです。

海外に行くと男性のエステティシャンも多く、男性の大きな手でマッサージしてもらうのも格別の気持ちよさがあります。ちゃんとしたサロンだと、彼らはしっかりと教育を受けており、誤解を生むようなセクシュアルな行為は一切ないように気を配っているので、安心してお任せできます。

ちなみにセクシュアルな行為を匂わせている女性向けのサロンもありますが、よほど信頼できるところでないと、女性がひとりで行くと何があるかわからないので、注意しましょう。

また、セックスレスの解消法としてアドバイスしているのは、パートナーとマッサージし合うこと。肩をもんであげたり、スキンシップを増やすことで、セックスが復活する場合が多いからです。マッサージをうまく活用して、自分の体を愛してあげれば、女性ホルモンも上手に働いてくれます！

53 人生を楽しめれば閉経は怖くない

閉経は女性なら誰もが経験する体の変化です。生理が1年以上なくなると閉経とみなされ、日本では50歳前後で閉経を迎える人が多いです。

閉経によって、女性でなくなったような気持ちになって落ち込む人もいますが、「面倒がなくなりラクになった」「妊娠する心配なくセックスを楽しめるようになった」とポジティブな面に目を向ける人も多いもの。女性なら誰もが迎えるのが閉経なので、よい面に注目して、それからの人生を楽しんでいきたいものです。

一方で、閉経によって女性ホルモンの恩恵が受けられなくなると、骨粗鬆症や動脈硬化といった病気にかかりやすくなります。食生活の改善や運動習慣をつけて、今まで以上にセルフケアをしていく必要があるでしょう。

最近では30代で更年期症状が見られる「若年性更年期障害」も増えています。43歳以前に閉経を迎える「早発閉経」と診断された場合には、骨粗鬆症や高脂血症など閉経後に増える病気の心配もあり、ホルモン補充療法などの治療が必要になります。40代前半で生理がこなくなった場合、「早く閉経してラク」などと思わず、すぐに婦人科を受診してくださいね。

また、閉経によって性欲がなくなることはありませんが、セックスのときに濡れにくくなる人が多いのは事実。今までより、もっと相手をいたわり、思いやる「コミュニケーション重視のセックス」に改めることで性生活の満足度が高まるはずです。濡れにくくて痛みを感じる場合は、ローションを使うのもよいでしょう。

「え？　閉経後もセックスしたいと思うの？」と疑問が出てくる人もいるでしょう。はい、人によってはますますよくなったという女性もいます。「避妊の心配がないから、大胆に楽しめる」という肉食系マダムも数多く存在する事実を知っておいてください。閉経後のセックス観は個人差があり、さまざまです。

更年期も閉経も、楽しいと思えることをたくさんしてきて今の自分に満足できる女性は、あまり苦しむことなく通過しています。心と体の変化を受け止めて、40代からの人生をどうデザインしていくかはあなた次第です！

ここまでに紹介した女性ホルモンが喜ぶことを習慣にして、キラキラと輝く40代、50代をみなさんが過ごせますように！

おわりに

携帯電話やインターネット、フェイスブックなんてなかった頃に思春期を過ごした、アラフォー、アラフィフの私たち。デートの待ち合わせ時間に相手が遅れると「どうしたのかしら？　会えるかしら」と不安になったアナログ時代が懐かしいですね。

今の時代は情報網も連絡網も完璧。むしろ「つながりすぎる時代」になっています。そしてつながることで若い人も熟年世代もめまぐるしく感情が動いています。

スマホが体の一部になって、人さし指でスイッと画面をなでると1秒で情報が目に飛び込んでくることが当たり前に。友達からの「このサプリ、アンチエイジングにいいわよ」的なメールを読むとすぐにホームページでチェック。自分がフェイスブックに投稿した内容に「いいね！」がついているかソワソワしてつい覗いてしまいます。そして、コメントをもらったら無視するわけにはいかず、ネット上でのお付き合いが面倒になったりすることも。

ネットのみならずファッション誌や健康雑誌も大好きな私たちです。これらを読んで「なるほど、この女優さんの真似をして毎朝野菜ジュースを低速ジューサーで作ろう」「昼はスムージーを作ろう」と決意はしても、そう長くは続かない人が多いのでは？　だって ジューサー洗うのは面倒くさいし、食材を買いそろえるのもけっこう大変。

油はオメガ3、ただし加熱するときはオメガ9の油で。お肉を食べたらその10倍量の野菜をとろう。やせたいなら骨盤のゆがみを治して……。女性が元気で美しく年を重ねるための情報量はすさまじい勢いで、私たちの周りを流れています。

でもですね、身体機能が衰えて、無理がきかなくなった私たち更年期世代は、健康や美容にいいことを全部試していたら逆に疲れてしまうことも。とくにズボラなコアラタイプの私には無理です。健康と若さを追求するあまり、ストイックな生活を実施してイライラするのはイヤですよね。途中で挫折して自分を責めるより、のんびり構えればいいじゃない。そんなことをこの本で伝えたかったのです。

女性ホルモンの乱れで振り回される更年期にイライラや不安感はつきもの。「気持ちも体も揺れる世代だからゆるく生きる私を許して」と家族や友人に宣言すると、ずいぶんラクになりますよ。

「笑顔は3割増し」を心がけて、「目標は3割引き」を意識して行動し、できなかったところは「おいおい補う」精神でゆるく過ごしてみましょう。そして趣味を広げる。私はサッカーができないくせにフットサルクラブをつくったり、仕事の幅を広げるためにちょっとエッチな小説を書くことで、違う自分を発見でき、ワクワク感が増えてきています。

つながりすぎる時代に情報に溺れず、追いかけられてもあわてないで「私、ゆるく生きます」と腹をくくる。すると女性ホルモンも「そうしてくれたほうがいいわあ！」と上手に共存してくれる、そんな気がしています。

二松まゆみ

２０１３年12月

二松まゆみ

（ふたまつ　まゆみ）

「恋人・夫婦仲相談所」所長／コラムニスト
90年代に4万人の主婦会員を組織したマーケティング会社を経営。その後、恋愛、夫婦仲に悩む女性会員1万3000人を超えるコミュニティサイト「恋人・夫婦仲相談所」を運営開始。夫婦仲の改善、セックスレスの対処法、EDの予防法などの研究を重ね、恋愛・夫婦仲コメンテーターとして活躍中。膨大な事例を基にした的確なアドバイスが人気を博し、テレビ出演やマスコミ取材、講演、執筆など多数。日本性科学会会員。ED診療ガイドライン作成委員でもある。著書に、『夫婦仲がよくなるちょっとした習慣』（中経出版）、『ニッポン男子の下半身が危機的なことに気づいたワタシ』（扶桑社新書）、『夫とは、したくない。』（ブックマン社）、『モンスターワイフ』（講談社）、『きかっけさえつかめば3週間で人生が変わる』（光文社）など多数。

「恋人・夫婦仲相談所HP」http://suzune.net/

「恋人・夫婦仲相談所メルマガ」

http://www.suzune.net/contents/mailmag.html

「すずねドキドキブログ」

http://suzune.net/blog/

40歳からの 女性ホルモンを操る 53の習慣

2013年12月21日初版第一刷発行

著　者　二松まゆみ

発行者　久保田榮一

発行所　株式会社扶桑社
〒105-8070
東京都港区海岸1-15-1
電話　03-5403-8870（編集）
03-5403-8859（販売）
H P　http://www.fusosha.co.jp/

印刷・製本　中央精版印刷株式会社

定価はカバーに表示してあります。
落丁・乱丁（頁の抜け落ちや順番の間違い）の場合は扶桑社販売部宛にお送りください。
送料は小社負担にてお取り替えいたします。

ISBN 978-4-594-06981-0

構成／垣内栄

デザイン／岡睦（mocha design）

イラスト／吉濱あさこ

DTP ／ Office SASAI

校正／小西義之